百姓小伤病自我防治

高中山　高雨田　张启珍　编著

金盾出版社

内 容 提 要

本书简要介绍了常见伤病的定义、临床特点,详细阐述了内科、外科、妇儿科、五官科、骨伤等科疾病的治疗方法,包括偏方、验方、秘方、非药物治疗法、营养与饮食疗法,以及护理、预防和注意事项等。其内容翔实,实用性强,适合城乡居民防治小伤病应用及基层医师阅读参考。

图书在版编目(CIP)数据

百姓小伤病自我防治/高中山,高雨田,张启珍编著.—北京:金盾出版社,2010.1(2019.8重印)

ISBN 978-7-5082-5902-4

Ⅰ.①百… Ⅱ.①高…②高…③张… Ⅲ.①常见病—防治 Ⅳ.①R4

中国版本图书馆 CIP 数据核字(2009)第 123242 号

金盾出版社出版、总发行
北京太平路5号(地铁万寿路站往南)
邮政编码:100036 电话:68214039 83219215
传真:68276683 网址:www.jdcbs.cn
北京军迪印刷有限责任公司印刷、装订
各地新华书店经销
开本:850×1168 1/32 印张:8 字数:200千字
2019年8月第1版第11次印刷
印数:167 001~170 000 册 定价:24.00元
(凡购买金盾出版社的图书,如有缺页、
倒页、脱页者,本社发行部负责调换)

前言

我是一个普通医生,曾在农村医疗站工作过一段时间,目睹许多城乡居民有病得不到及时有效治疗的情况,感到很是心痛,每当我将能治病的验方和偏方传授给他们的时候,他们个个都如获至宝,大喜过望。这时我就暗下决心,一定写一本以偏方和验方为主要内容的小册子,来满足他们的需求。而且要让他们看得懂、用得上,不用花钱可以治小病,少花钱就可以治大病。我经过30多年的努力,收集了大量的相关资料,终于集腋而成了《百姓小伤病自我防治》一书。

为了使广大人民群众使用方便,本书把一些专用的医学病名,改为患者熟悉的通俗病名(这些病名中医辞典里都有);为了同样的目的,对常见病的诊断,也采用了以体征为依据的识证方法,因为家庭里,既没有实验室、放射科,也没有任何辅助检查设备。

选进本书的偏方、验方和秘方,遵循六条严格的标准。一是不花钱或少花钱;二是经过实践检验,效果可靠;三是药物易得;四是药物味数少,使用方便;五是辨证施治;六是大部分药物在房前屋后、田间地头等处就可以找到,如蔬菜、水果、鱼肉、粮食,或是植物的根、茎、花、叶等。

关于非药物疗法,由于这种疗法不用吃药,花钱少,疗效又肯定,就把它列为本书的第二内容。书中收入的诸多非药物疗法之中,有一部分是学术交流所得,也都是经过实践验证过的。由于西药不良反应日益彰显,西方人都特别推崇非药物疗法。

关于营养与饮食疗法,本书根据中医学药食同源理论,将食物的各种营养成分与四气五味结合起来,将养生保健与调理伤病结合起来,饮食营养疗法的辅助治疗效果必然得到进一步增强。

关于现代医疗一项,由于这项疗法不但花费较多,而且在家中尤其在农家使用起来不便,与本书的宗旨又不太符合,原本不想写进本书。但是,又想到许多人都不同程度地接触到它,故只把它当做辅助内容加以介绍。

书中,以"偏方、验方、秘方"为主体;"非药物疗法"次之,"营养与饮食疗法"再次之;"现代医疗方法"为辅。以上各种疗法对常见小伤病都有可靠疗效。倘若把这几种疗法综合起来运用,就会得到更为理想的效果。

由于本书以实用为宗旨,因此有关生理、病理、病因、流行病学、生化、检验等内容写得较少,着重对常见小伤病的各种治疗方法和预防措施作了大量的详细介绍,使本书既适合于城乡百姓防治小伤病实地应用,也适合于基层医师阅读参考。

高中山

目 录

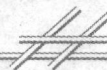

第一章 胃肠道疾病 …………………………………… (1)
  一、阴虚型便秘 ………………………………………… (1)
  二、脾阳虚（俗称胃寒）………………………………… (3)
  三、便血的初级防治 …………………………………… (5)
  四、腹泻引起的食欲缺乏 ……………………………… (7)
  五、胃酸过多 …………………………………………… (9)
  六、寒吐 ………………………………………………… (10)
  七、腹泻 ………………………………………………… (12)
  八、大便干燥 …………………………………………… (14)
  九、急性腹泻 …………………………………………… (16)
  十、气滞性腹痛 ………………………………………… (18)
  十一、老年性虚泻 ……………………………………… (20)
  十二、急性呕吐 ………………………………………… (22)
  十三、寒性腹痛 ………………………………………… (24)
  十四、消化不良 ………………………………………… (26)
  十五、滑肠泻（飧泻）…………………………………… (28)
  十六、打嗝（膈肌痉挛）………………………………… (30)
  十七、慢性细菌性痢疾 ………………………………… (31)
  十八、胃痉挛 …………………………………………… (33)
第二章 传染性疾病 …………………………………… (35)
  一、流行性腮腺炎 ……………………………………… (35)
  二、急性扁桃体炎 ……………………………………… (36)

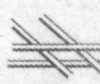

　　三、颈淋巴结结核……………………………………（38）
　　四、皮肤结核（包括乳腺结核）……………………（39）
　　五、蛔虫病……………………………………………（41）
　　六、病毒性感冒………………………………………（42）
第三章　神经系统疾病……………………………………（46）
　　一、盗汗症……………………………………………（46）
　　二、虚汗症……………………………………………（48）
　　三、健忘………………………………………………（50）
　　四、失眠………………………………………………（52）
　　五、面瘫（面神麻痹）………………………………（55）
　　六、晕厥………………………………………………（56）
　　七、肾阳虚……………………………………………（58）
　　八、头痛………………………………………………（60）
　　九、眩晕………………………………………………（63）
　　十、肾虚性耳聋………………………………………（65）
　　十一、阴虚内热（虚热）……………………………（66）
第四章　泌尿与生殖系统疾病……………………………（69）
　　一、排尿困难…………………………………………（69）
　　二、下尿道炎…………………………………………（71）
　　三、夜尿与尿频………………………………………（72）
　　四、尿道结石…………………………………………（74）
　　五、肾小球性肾炎……………………………………（76）
　　六、遗精、滑精………………………………………（78）
　　七、阳痿………………………………………………（80）
　　八、慢性前列腺炎……………………………………（83）
　　九、前列腺增生………………………………………（84）

十、尿闭 ··· (86)
十一、膀胱炎 ······································· (88)
十二、尿血 ··· (90)

第五章　五官科疾病 ······························· (92)
一、牙本质过敏 ····································· (92)
二、鼻出血紧急救治 ································· (93)
三、火眼(急性结膜炎) ······························· (95)
四、急、慢性中耳炎 ································· (98)
五、酒渣鼻 ·· (100)
六、慢性鼻炎 ······································ (101)
七、口丫疮 ·· (103)
八、口臭 ·· (104)
九、咽喉炎 ·· (106)
十、牙痛 ·· (108)
十一、夜盲症 ······································ (110)
十二、耳聋 ·· (111)
十三、龋齿 ·· (113)
十四、口腔炎 ······································ (116)
十五、声音嘶哑 ···································· (118)
十六、流泪 ·· (120)
十七、口角生疮 ···································· (121)
十八、视力疲劳 ···································· (122)

第六章　外科疾病 ································ (124)
一、类风湿关节炎(痹证) ···························· (124)
二、痛风 ·· (126)
三、外伤自救与互救 ································ (129)

四、腰痛 ……………………………………………… (131)

五、疖痈、疔疮 …………………………………… (134)

六、蛇咬伤临时自我处理 ………………………… (138)

七、蜈蚣咬伤 ……………………………………… (140)

八、蜂蜇伤 ………………………………………… (141)

九、毒蜘蛛咬伤 …………………………………… (142)

十、肋软骨炎 ……………………………………… (143)

十一、烧烫伤 ……………………………………… (144)

十二、腰背肌劳损 ………………………………… (146)

十三、蝎子蜇伤 …………………………………… (148)

十四、落枕 ………………………………………… (148)

十五、胆囊炎 ……………………………………… (150)

十六、肩周炎 ……………………………………… (151)

十七、颈椎病 ……………………………………… (153)

十八、腰椎间盘突出 ……………………………… (155)

十九、膝关节炎 …………………………………… (157)

第七章 物理、化学因素引起的疾病 ……………… (159)

一、溺水现场互救 ………………………………… (159)

二、蘑菇中毒 ……………………………………… (160)

三、醉酒 …………………………………………… (161)

四、冻伤 …………………………………………… (163)

五、食物中毒 ……………………………………… (165)

六、中暑 …………………………………………… (166)

七、亚硝酸盐中毒 ………………………………… (168)

第八章 新陈代谢、变态反应、内分泌疾病 ……… (170)

一、糖尿病 ………………………………………… (170)

二、腋臭 ……………………………………………… (174)
三、白发 ……………………………………………… (175)
四、哮喘 ……………………………………………… (177)
五、荨麻疹 …………………………………………… (179)
六、甲状腺肿大 ……………………………………… (181)

第九章　呼吸系统疾病 …………………………… (183)
一、咳嗽 ……………………………………………… (183)
二、慢性气管炎 ……………………………………… (186)
三、急性上呼吸道感染 ……………………………… (188)

第十章　皮肤科疾病 ……………………………… (191)
一、脱发 ……………………………………………… (191)
二、足癣 ……………………………………………… (193)
三、颜面黑斑 ………………………………………… (195)
四、体癣 ……………………………………………… (197)
五、痱子 ……………………………………………… (199)
六、扁平疣 …………………………………………… (201)
七、寻常疣（瘊子） ………………………………… (202)
八、湿疹 ……………………………………………… (204)
九、秃疮（头癣） …………………………………… (206)
十、臁疮（小腿溃疡） ……………………………… (208)
十一、手足鸡眼 ……………………………………… (210)
十二、头风白屑（头皮脱白屑） …………………… (212)
十三、痤疮（粉刺） ………………………………… (213)

第十一章　儿科常见病 …………………………… (215)
一、夜啼 ……………………………………………… (215)
二、鹅口疮 …………………………………………… (217)

三、小儿慢性腹泻 …………………………………… (219)
四、小儿口腔炎 ……………………………………… (220)
五、风疹 ……………………………………………… (222)

第十二章 妇科常见疾病 …………………………… (224)
一、月经不调 ………………………………………… (224)
二、功能性闭经 ……………………………………… (226)
三、更年期综合征 …………………………………… (228)
四、外阴及阴道炎 …………………………………… (230)
五、乳痈(乳腺炎) …………………………………… (232)
六、奶水不足或无奶水 ……………………………… (235)
七、痛经 ……………………………………………… (236)

附针灸穴位图 ………………………………………… (239～246)

第一章　胃肠道疾病

一、阴虚型便秘

(一)疾病特点简介

中医学认为,阴虚内热,津液不足,可引起大便秘结。中老年人发病较多。除了大便干结之外,还有五心烦热、怕热喜冷、午后潮热、盗汗消瘦、口干、脉细快等症状。

(二)治疗

1.偏方、验方、秘方疗法

(1)牛黄研成细末,每次服1克。大便见稀,立即停药(《本草纲目》)。

(2)麦冬、黄连各等份,研成细面,每次服12克(《本草纲目》)。

(3)吃生黄豆,每次生嚼15克。

(4)新鲜羊蹄根,每次30克,用水煮15分钟,滗出药汁一次服用。大便见稀,立刻停药。

(5)用芝麻或黑芝麻做粥食。治疗虚热性便秘。或每日饮香油30克(《本草纲目》)。

(6)蜂蜜、海蛤、螺蛳、食盐、当归、大黄、牛乳、驴乳、酥酪、猪油等都有不同程度的生津增液,缓解便秘的作用,都可以用来治疗便秘(《本草纲目》)。

(7)治大便干燥方:食盐30克,用50度白酒把食盐面调成糊,外敷肚脐上,外加盖布块固定。此法可以常用。

(8)治疗便秘方:皂矾3克,巴豆2克。2药混合制成粉面;鸡蛋1个,在一端凿开一个小孔,把混合药粉塞入蛋内,搅匀后,用白纸贴封小孔,用七层湿纸包裹之后,再用火煨熟鸡蛋;最后,去掉纸灰与蛋壳,用50毫升米酒送服,1日2次。

(9)治便秘方:当归60克,白芷60克。2药混合制成粉面,每次4克,用米汤送服。

(10)治便秘秘方:用锅炒熟白芷60克,制成粉面,每次4克,用煮沸的洗米水送服。若服后便未通,6小时后可以再服4克。

(11)治虚热型便秘方:鲜马齿苋榨汁60毫升,顿服,若大便未通可再服1次。

2. 非药物疗法

(1)拍打法治疗大便干燥。双掌拍打小腹及后腰部,每次拍打200～300次。

(2)把肥皂切成1.5寸长(约5厘米),铅笔粗的长条,放在热水中浸泡1～2分钟后插入肛门。稍过一会儿,大便自会排出。

(3)马桶上做运动助排便。坐在马桶上,先做细、匀、长呼吸30次,然后开始做功。第一法,上身前俯,最好前胸触膝;然后抬起上身再向后仰,仰到最大限度;前后各做100次。第二法,左右扭腰,各扭转100次。第三法,上身向左及向右各倾斜100次。倾斜度尽量大些。

(4)用手掌从左上腹向下推,每次推200下。

3. 现代医疗方法

(1)硫酸镁每次15～20克,加水300毫升,一次口服。

(2)酚酞每次50～200毫克,一次口服。

(3)甘油每千克体重1克,顿服。

(4)开塞露每次10～20毫升,注入肛内。

4. 营养与饮食疗法

(1)增加维生素B_1、烟酸、维生素B_6的摄入量。

(2)每天吃500克左右偏凉性水果和蔬菜,如梨、甜瓜、西瓜、黄瓜、茄子、芹菜、菠菜等。

(3)多吃一些小米、荞面、大麦、马齿苋、百合、杏仁、大枣、竹

第一章 胃肠道疾病

笋、甘蔗、桃仁等,都有不同程度的润燥软便作用。

(4)用牛奶煮燕麦粥,天天早晨喝,有治疗便秘作用。

5.禁忌与注意事项

(1)忌吃一切辛辣食物。

(2)少吃或不吃牛肉、羊肉、鸡肉、狗肉等热性肉类。

二、脾阳虚(俗称胃寒)

(一)疾病特点简介

此病主要表现为,不敢吃寒凉之类食物,如吃寒凉之类食物,则会引发腹痛、腹泻或胃内烧灼感(即俗称的烧心或酸心)。除此之外,还有胃脘部胀痛、喜热喜按、倦怠无力、四肢不温、小便清长、脉慢无力等症状。

(二)治疗

1.偏方、验方、秘方疗法

(1)稻米、豆豉、食盐各适量,与狗肉 250 克同煮饭吃,连吃两顿。因为此病常与肾阳不足有关。这种饮食既补肾阳,又有驱寒作用。治疗此病效果不错(《本草纲目》)。

(2)附子、肉桂各 1.5 克,每日用开水浸泡,当茶饮用。水量 2 500~3 000 毫升。

(3)姜汤对此病效果也很好。但是,消化系统有急、慢性炎症时不可用此法。

(4)附子理中丸、人参归脾丸等中成药,对此病都有很好的疗效。这两种药的用法:早晚各 1 丸,饭后服下。

(5)中药材及食物,如豆蔻、高良姜、干姜、胡椒、韭菜、糯米、烧酒、益智仁、丁香等,都有治疗脾胃虚寒的作用(《本草纲目》)。

(6)暖胃驱寒方:肉豆蔻 15 克,姜炒半夏 15 克,木香 9 克。上

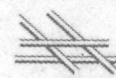

药混合制成粉面,上笼屉蒸15分钟之后,用水调和制成芥子大的药丸,早晚饭后各吃10粒。

(7)治胃寒方:胡椒60克,制成粉面,每次吃1克,用温开水送服,每日2次。

(8)治胃寒方:附子150克,干姜150克,用4 000毫升白酒浸泡4日后,每次饮药酒60毫升,每日5次。

2. 非药物疗法

(1)拍打疗法:每日早晚饭前,用空掌拍打胃脘部位和与胃部水平位脊柱两侧。每次拍200下,早晚各1次。

(2)掌熨法:入睡时,把手掌放在胃部,手心向内。

(3)捋法:先用热酒,搽热胃部皮肤,然后从剑突向下,用双掌推揉,直到把皮肤推至发红为止。方法如掌握恰当,效果极好。常常使初患此病者,1～2次就能痊愈。

(4)拔火罐:在胃脘部及与胃水平线的脊柱两侧拔罐,效果很好。

(5)养生保健法:平时生活要多注意保暖,避免潮湿与寒凉,出汗时不可蹚水。夏天和初秋,一不可坐湿地,二不要坐卧草地;在冬天不要坐石头。

(6)其他方法:用65%～75%酒精浸泡适量附子、肉桂(酒精与药基本呈饱和)。滗出酒精,浸泡背心,晾(烤)干后再穿上。两天换1次浸药酒的背心。

3. 营养与饮食疗法

(1)要多吃温性食物,如牛、羊、鸡、狗等肉,豆角、蒜薹、香菜、辣椒、荔枝、桂圆、白面、糯米等。

(2)增加钙与钾的摄入量。

(3)用浸附子水(3克附子加水浸出500毫升水)做粥喝,可治胃寒。

第一章 胃肠道疾病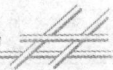

4. 禁忌与注意事项

(1)不吃或少吃寒凉类食物,如菠菜、芹菜、土豆、茄子、黄瓜、甜瓜、西瓜、梨、小米、荞面等。

(2)不吃冰制品,不吃冰箱冷藏的食物。

(3)这类病人平时汗多。在出汗后,避免着凉或风吹。

三、便血的初级防治

(一)疾病特点简介

从肛门排出的血,颜色暗红或鲜红是结肠、直肠或肛门的血;小肠、胃及食管等部位出血,是黑紫色或黑色。消化道肿瘤、痔疮、炎症、溃疡、梗阻、血液病及维生素K缺乏,都可能引起便血。发生便血时,在没有条件送医院的情况下,做救急处理,一旦有条件时应及时送医院治疗。

(二)治疗

1. 偏方、验方、秘方疗法

(1)头发烧成灰,每次服10克(《本草纲目》)。

(2)三七研成细面,每次用白酒送服6克,2~3次可痊愈(《本草纲目》)。

(3)每次服白芷粉末6克,用米汤送下(《本草纲目》)。

(4)鲜地黄汁180毫升,煮沸5分钟时,加入牛皮胶30克再煮。待牛皮胶煮化时,分3次喝下(《圣惠方》)。

(5)生地榆180克,加水600毫升煮20分钟,滤出药汁分2次服。

(6)豆腐渣3份,红糖1份。用油将豆腐渣炸脆,研成面,拌红糖,每次吃15克。治疗长期少量出血。

(7)将100克香菜,放在100克猪大肠里缝好煮熟后,除去香菜,只吃大肠,每天吃1次(《本草纲目》)。

(8)三七细末3克,藕汁1小杯,鸡蛋1个,加上油盐,做鸡蛋羹吃(《本草纲目》)。

(9)治便血方:黄芪60克,黄连60克。2药混合制成粉面,用稀面糊把药粉制成绿豆大的药丸,每次服30粒,每日2次,直至便中无血。

(10)秦艽散:秦艽60克,制成细末,每次服4克,用温开水送下,每日2次。主治肠风便血。

(11)治便后出血方:王不留行60克,每次服3克,白开水冲服。血止停药。

(12)治肠风下血方:丝瓜络300克,烧成灰,每次服4克,用米汤送下。

(13)治大便带血、黏液方:新鲜葛根1000克,新鲜莲藕600克,共捣烂榨汁。每次服药汁30毫升,每日2次。

(14)治大便带血方:海螵蛸100克,制成细面,每次服9克,每日2次,直至血止。

2. 非药物疗法

(1)每晚睡觉时,把手捂在右下腹。

(2)如果肛门有炎症,突然疼痛难忍,马上到厕所去虚蹲15~20分钟(如果用马桶就坐在马桶上15~20分钟),"疼痛即可停止"。

3. 现代医疗方法

(1)安络血肌内注射,每次5~10毫克;或口服片剂,每次5毫克,每日2~3次。

(2)维生素K_3肌内注射,每次5毫克。

4. 营养及饮食疗法

(1)要吃稀软等容易消化的食品。

(2)多吃钙含量高的食物,如乳制品、豆制品、花生、核桃等。

(3)多吃含铁量高的食物,如菠菜、海带、南瓜子、豌豆、燕麦片、芝麻等。

(4)如果肠道长期便血,应当从饮食中全面加强营养。

5.禁忌与注意事项

(1)经常便血,不可大意,应当及时到医院检查治疗。

(2)忌吃各种辛辣食物及一切对消化道有刺激性的食物。

四、腹泻引起的食欲缺乏

(一)疾病特点简介

腹泻的原因较多,如细菌感染所致的结肠炎、霍乱、痢疾,也有非细菌感染之类腹泻,如食物中毒、食物过敏等。在这些疾病中后期常发生不思饮食问题。

(二)治疗

1.偏方、验方、秘方疗法

(1)大田螺2个,捣烂,加入麝香1克。混揉成饼,用锅烘热后贴在肚脐部位,4~5个小时左右,热气下行,便思饮食(《田溪方》)。

(2)腊肉,用火煨热后吃。主治过敏性结肠炎(《本草纲目》)。

(3)山楂10~20个,用火烧,待外皮烧焦时服用。治细菌性肠炎并引起食欲缺乏。

(4)苍术12克,黄芩6克,桂心3克。用水煮,去药渣,服药汁。治因受湿而腹泻不止,不思饮食(《本草纲目》)。

(5)如果吃入食物还未被消化就排出来了,用薏苡仁30克,栀子9克。加水煮40分钟,分2次服药汁,1日服完(《本草纲目》)。

(6)附子3克,肉豆蔻9克。用水煮30分钟,除去药渣,分2次服药汁,1日服完。治寒泻(《本草纲目》)。

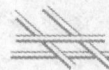

(7)治疗湿性腹泻的药材还有白术、黄连、黄柏、茯苓等(《本草纲目》)。

(8)治疗寒性腹泻,还有草豆蔻、附子、草乌头、干姜、枯矾等(《本草纲目》)。

2. 非药物疗法

推揉止泻:用手掌逆时针,沿着结肠走向向上推揉;首先从左下腹向左上腹推揉;推到左肋缘时,再向右肋缘推揉;推到右肋缘时,再向右下腹推揉;推到右下腹时,再向中下腹推揉;然后向下虚推。在推揉前,先把左下腹搓热,再行推揉活动。每次推揉50下。推揉几次,就会减轻;慢性病,推揉几个月,就可以止泻和增进饮食。

3. 现代医疗方法

(1)维生素 B_1 口服,每次 10~30 毫克,每日 3 次;干酵母口服,每次 0.5~4 克,每日 3 次。

(2)胰酶口服,每次 0.3~1 克,每日 3 次;蛋白酶口服,每次 0.2~0.4 克,每日 3 次。

4. 营养及饮食疗法

(1)吃煮熟烂的萝卜和萝卜子。

(2)吃鸡内金(鸡胃内壁的薄膜),助消化效果极好。

(3)用炒过的薏苡仁煮粥喝,治疗湿热性腹泻及消化不良。

(4)把小米轻炒一下,做小米粥喝,治疗湿热性腹泻。

(5)长期腹泻的人,要吃高蛋白、高维生素、高微量元素的饮食。一方面防止因为营养丢失而引发的营养缺乏性疾病;同时也能增强抗病能力。

5. 禁忌与注意事项

(1)忌吃辛辣等一切对胃肠道有刺激性的食物。

(2)忌吃生、冷、硬等不好消化的食物。

五、胃酸过多

(一)疾病特点简介

胃、十二指肠及贲门疾病,都可能引发胃酸分泌增多,或是胃酸反流到食管,而引起胃及下食管灼热感。

(二)治疗

1. 偏方、验方、秘方疗法

(1)每当感到胃内有灼热感时,生吃大葱50克左右。

(2)核桃仁、人参片与生姜各4克,同时嚼烂,吞咽下去(《本草纲目》)。

(3)吴茱萸研成细末,每次用米汤送服9克;或每次用水煮吴茱萸12克,去药渣,服药汁。有人用此法治胃阳不足性胃酸过多症,20年未犯(《本草纲目》)。

(4)治吞酸嘈杂方:苍术240克,制成细末,每次6克,饭米汤送服,每日2次,生效后,仍需继续吃1个月。

(5)治吐酸方:槟榔100克,橘皮100克,混合制成细面,每次4克,每日2次,生效后,仍需继续吃1个月。

(6)治妊娠吐酸方:人参30克,制成粉面,每次吃2克,每日2次。

(7)治吐酸水方:厚朴100克,制成细面,每次吃4克,每日2次。

2. 非药物疗法

(1)用五指在胃脘部顺时针揉划,每次50~100圈,大多数划几天症状便消失了。

(2)经常胃酸过多的人,不论什么时间,把手掌捂在胃部,症状就会减轻或消失。

(3)每天慢跑20分钟,胃酸过多症状常常会自愈。

3.现代医疗方法

抑制胃酸的药,如西咪替丁、雷尼替丁、奥美拉唑、法莫替丁、盖胃平、干羟铝、吉法脂等。口服:西咪替丁每次200毫克,每日2次;雷尼替丁每次150毫克,每日2次;奥美拉唑,早晨服20毫克,4～6周为1个疗程;法莫替丁每次20毫克,每日2次;盖胃平每日3次,每次4～6片。

4.营养与饮食疗法

(1)多吃碱性食物,各种蔬菜几乎都是碱性食物,以吃生菜效果更好。

(2)大多数水果也是碱性的,每天可以吃500克。

5.禁忌与注意事项

(1)忌吃一切不易消化的食物。

(2)饭后不要马上卧床。

(3)应当忌吃辛辣等一切对胃黏膜有刺激性的食物。

六、寒 吐

(一)疾病特点简介

寒吐是各种胃肠疾病中的一种症状,在疾病的基础上,又偶然吃了寒凉性食物,或受外界寒凉因素的侵袭而引发呕吐。中医叫寒呕或叫寒吐。症见遇寒即吐、面青、手足清冷、脉沉迟或细弦。

(二)治疗

1.偏方、验方、秘方疗法

(1)白豆蔻数粒,用嘴嚼碎后,再用白酒送服(《本草纲目》)。

(2)生姜几片(约4克),用水煮15分钟,加红糖,去药渣服药汁。有止寒吐作用。但是,有胃溃疡或胃肠炎患者慎用此法。

(3)香附、茯苓、猪苓、楸白皮、苍术、白豆蔻、生附子、高良姜、吴茱萸、丁香等都有温脾止呕吐作用(《本草纲目》)。

(4)治虚寒性呕吐方:细辛30克,丁香30克。2药混合制成细面,每次4克,放入70毫升白酒里煎煮,煮至50毫升时,药与酒同时吃掉。病情复发时,可以再用此方治疗。

(5)治胃寒呕吐方:人参7克,丁香7克,藿香7克,陈皮15克,生姜3片。放入300毫升水中煎煮,煮剩150毫升时,滗出药汁,分2次温服,当天服完。

(6)治胃冷忽然呕吐方:白豆蔻末60克,发病时服5克。服后若恶心呕吐不止,4小时后,可以再服1次。

2. 非药物疗法

(1)在胃脘部拔火罐。

(2)用几十根点燃的香束烤胃脘部皮肤。要烤至发深红色为止。

(3)睡觉时,把手捂在胃区。

(4)用刮痧板或片状圆滑硬物,蘸水后刮拭胃脘部皮肤;或用双手指捋胃脘部皮肤;或用中指与食指第二节揪、掐、挤胃脘部皮肤,使局部红紫为止。

3. 现代医疗方法

(1)藿香正气水口服,每次10毫升,每日2次。

(2)红外线照射胃部。

(3)注射止吐药。如爱茂尔或灭吐灵。爱茂尔肌内注射,每次2毫升;灭吐灵口服,每次5～10毫克,每日2～3次。

4. 营养与饮食疗法

(1)多吃米面,少吃小米和荞面;多吃白菜、萝卜、豆角等温性蔬菜。但是要煮烂。菜中可以适当放些花椒与大料。

(2)烧酒、生姜、糯米、白扁豆等都有温胃止吐作用。

5. 禁忌与注意事项

少吃或不吃冰棍及冰箱内储存的食物;不吃或少吃各种凉性食物,如菠菜、豆腐、西瓜、甜瓜、梨、茄子与土豆等。

七、腹　泻

(一)疾病特点简介

腹泻是胃肠道相关疾病的一个症状,如各种微生物感染,结肠炎,急、慢性肠炎,食物中毒,食物过敏,消化不良等均有腹泻症状。本节讨论消化不良引起的腹泻,其症状有:饱胀、嗳气、腹痛则泻,泻后舒适。

(二)治疗

1. 偏方、验方、秘方疗法

(1)天南星(东北大多数山中都有此物)细末8克与数片姜和10个大枣,用水同煮,去渣,分2次,服药汁,当日服完。同时,用醋煮药渣,敷脚心,"几次便好"。适合慢性非细菌性腹泻(《本草纲目》)。

(2)车前子10克,炒黄,研成细末服,每日2次(《本草纲目》)。

(3)百草霜(烧柴禾的锅底霜)每次6克,用米汤送服(《本草纲目》)。

(4)敷肚脐治腹泻。用姜7片,7个中等葱头的须,胡椒7粒。混合一起,捣烂后敷在肚脐上。对那些受凉就腹泻的病人,效果好(《本草纲目》)。

(5)补骨脂、肉豆蔻、木香各6克。用水煮30分钟后,去渣分2次服药汁,当日服完(《本草纲目》)。

(6)治疗腹泻的中药还有:苍术、白术、酸石榴、白垩、楠木、黄柏、升麻、葛根、木香、豆蔻、附子等。

第一章 胃肠道疾病

(7)治脾胃积滞性腹泻方:神曲15克,麦芽15克,荞麦15克。3药混合制成细面,用锅炒至微黄,充分混合均匀,每次4克,用温开水送服,每日2次。

(8)治积滞性腹泻方:百草霜(柴灶锅底灰)4克,陈皮细末4克。2药混合,温开水送服,每日2次。

2. 非药物疗法

(1)拍打止泻法。用双掌分别拍打两侧中下腹及两侧后腰部,每次200下。如此拍打,可以增加下腹温度,减缓肠道蠕动,起到止泻作用。

(2)睡觉时,将手掌放在左下腹,长期坚持,止泻效果较好。

(3)针刺,慢性腹泻可针刺三阴交、阳陵泉、内关、天枢、巨虚、足三里等穴。

3. 现代医疗方法

(1)如果腹痛便中有脓血,需服用抗生素,如痢特灵、吡哌酸、氟哌酸、黄连素等。痢特灵:口服,每次0.1克,每日3次;吡哌酸:每日1.5~2.0克,分2~3次口服;氟哌酸:口服,每次0.1~0.2克,每日3~4次;黄连素:口服,每次0.1~0.3克,每日3次。

(2)如没有炎症,可服用止泻西药。如活性炭、鞣酸蛋白等。活性炭:每次2~4克,每日3次;鞣酸蛋白:每次0.3~0.6克,每日3次。

4. 营养与饮食疗法

(1)许多饮食都有不同程度的止泻作用,如栗子、陈大米、大樱桃、木瓜、莲藕、高粱米、大米、薏苡仁、豌豆、糯米、芋头、山楂等。薏苡仁与糯米等份煮粥食,效果更好。

(2)由于慢性腹泻引起的吸收不良,使慢性腹泻的病人,都有营养不良症。因此,必须从饮食上,全面加强营养。

5. 禁忌与注意事项

(1)忌吃各种不易消化的食物。

(2)保持精神舒畅,忌气恼忧愁。

(3)遇寒凉即泻的人,一定要不吃或少吃寒凉类食物,更不要吃冰制食品及冰箱内食物。同时还要防止一切寒凉因素的侵袭。

(4)不要吃辛辣类对胃肠道有刺激的食物。

(5)夏天不要坐地上;冬天不要坐在石头上。

八、大便干燥

(一)疾病特点简介

引起大便干燥的原因较多,过食辛辣能引发燥热,而使大便干燥;忧郁或久坐不动,也可以引发大便干燥;过度疲劳或饮食失调能引发大便干燥;年老体弱或有消化性疾病,也能引起大便干燥。

(二)治疗

1. 偏方,验方,秘方疗法

(1)新鲜桃叶 100 克,用水煮 5 分钟,服汁,每日 2 次(《本草纲目》)。

(2)老人便秘,天天口服香油,每次 50~80 毫升,每日 2 次(《本草纲目》)。

(3)可以用肥皂条治疗老年人大便干燥。切一条 5 厘米肥皂,粗如钢笔,放在热水中浸泡 2 分钟左右,纳入肛门内,稍等一会儿即有便意而排出大便。

(4)番泻叶 5 克,用开水浸泡,每日当茶饮,用水量 1 500~2 000 毫升。

(5)把生姜切成筷子粗的条,长 6 厘米,蘸点油,塞入肛门内,几分钟之后大便即通。有炎症及痔疮,不可用此法(《本草纲目》)。

(6)蜂蜜疗法。蜂蜜放在锅内,用微火煎熬,一直熬到可以捏成型时,将其制成筷子粗,3 厘米长的条。待凉后就会变硬。用净

第一章 胃肠道疾病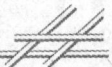

瓶装起来备用。大便干燥时,将蜂蜜条块纳入肛门内,"少时即通"(《本草纲目》)。

(7)多吃可口的菜泥,有助于缓解便秘。

(8)大便后吃一个梨,有助于缓解便秘。

(9)中成药,如麻仁丸,早晚各1丸,饭前服,也有缓解大便干燥的作用。

(10)许多中药都有治疗大便干燥的作用。作用强的泻药有大黄、牵牛子、芫花、泽泻、桃花、桃叶、巴豆等。这些药因为下泻重,有不同程度的伤害身体健康的不良反应。因此,对于长期大便干燥者,应当采用比较缓和的泻药,如当归、地黄、冬葵子、羊蹄根、紫草、芝麻、马齿苋、苋菜、香油、荞麦面、大麦、菠菜、甘蔗、蜂蜜、海蛤、猪油、猪胆等(《本草纲目》)。

(11)治功能性便秘方:瓜蒂3克,制成细末,用食油拌成软膏,塞入直肠,大便即通。

(12)治气虚便秘方:食盐6克,葱白6克。2药混合捣成泥,敷肚脐,用胶布固定。

(13)治血虚性便秘方:锁阳200克,制成细末,每次服3克,每日2次。

2. 非药物疗法

(1)马桶上运动催便法。大便干燥的病人,坐在马桶上(或蹲便),未便前,做4种运动。

①左右倾斜:向左右侧弯,每侧做15次。

②前俯后仰:向前俯,尽量达到双膝;然后尽量向后仰,各做50次,这种活动可以增加排便效果。天天做此功,可逐渐治愈便秘。

(2)定时蹲厕(或坐马桶)。每天早晚各1次,每次15~20分钟。如能坚持不懈,就可以增加大便次数,而治愈便秘。

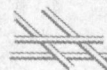

3. 现代医疗方法

(1)开塞露注入肛内5～10毫升。

(2)硫酸镁每次15～20克,加水300～400毫升,一次服下。

(3)酚酞每次口服50～200毫克。

(4)蓖麻油每次口服5～20毫升。

(5)甘油用量每千克体重1克口服。

4. 营养与饮食疗法

(1)多吃有缓泻作用的食物,如黄豆、豆油、菠菜、马齿苋、芹菜、黄瓜等。

(2)多吃纤维素含量多的食物,如芹菜、水芹菜、橘、柑、橙、苹果、梨、菠菜、白菜等。

(3)用麻子仁煮粥喝,治老年便秘。

5. 禁忌与注意事项

(1)忌吃一切能使大便变干的食物,如辣椒、胡椒、干姜、烧酒、白扁豆、黄米面、薏苡仁、陈米、猪肝、糯米等。

(2)大便干燥,最忌用力。民间有一句俗话:"大便不用力,小便咬紧牙。"用鼓腹增加腹压来加快排便的做法,是错误的。这种做法会引发痔疮或加重痔疮病情;或诱发肛门周围的炎症发生。

九、急性腹泻

(一)疾病特点简介

急性腹泻,大致发生在以下几种情况:

(1)中毒,如土豆中毒,豆角中毒,棉籽油中毒,蘑菇中毒,夹竹桃中毒,苍耳中毒,蓖麻油中毒等。

(2)霍乱病。

(3)吃腐败食物早期中毒症状。

我们这里主要介绍对此病的初步救治。急性腹泻还是应当尽

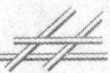

量找医生诊治。

(二)治疗

1. 偏方、验方、秘方疗法

(1)止泻:百草霜(柴锅的锅底灰)每次12克,口服,每日2~3次(《本草纲目》)。

(2)止吐、止泻:把大粒食盐炒成黄色,装在布袋内热敷在全腹上有效。

(3)止吐、止泻:用鲜梨树叶150克,加水煮5分钟后,去叶服汁,每日2次。

(4)鲜大蒜一头,捣烂,敷在脚心上(《本草纲目》)。

(5)用蜜蜡(约栗子大小)1块,用热酒溶化服,每日2次,效果不错(《肘后方》)。

(6)治骤然水泻方:在端午节前后,采来苎麻叶阴干,制成细面,每次40克,每日2次口服。

(7)治腹泻日久方:去核大枣10枚,把葭菪子填满枣腔,用火把大枣烧至焦黄,凉后制成细面,每次1克,用粟米(小米)汤送服,1日2次。

(8)治伏天暴泻方:炒神曲30克,苍术(用淘米水浸泡24小时然后焙干)30克。2药混合制成细面,用水调和,制成梧桐子大药丸,1次60粒。每日2次。

(9)治急性腹泻方:高良姜9克,附子6克,混合制成细末,每次吃5克,1日2次。

(10)治伏天腹泻方:白术30克,车前子30克。2药混合用锅炒至微黄,制成细面,每次6克,每日2次。

(11)治暑月暴泻方:秦艽9克,甘草9克,放在200毫升水中煎煮,煮剩120毫升时,滗出药汁顿服,重者4小时后可再服1剂。

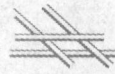

2. 非药物疗法

(1)拔火罐,上下腹全拔,效果很好。

(2)刮痧法。用双手的拇指、食指,及中指或圆形的扁形物行刮、捋、挤等方法,在胃脘部及左下腹刮痧,使皮肤呈紫红色为止,效果很好。

(3)针灸。取穴足三里、中脘、胃俞、脾俞等穴。

3. 现代医疗方法

(1)止吐可用甲氧氯普胺(灭吐灵)肌内注射,每次10毫克。

(2)要及时静脉补给液体,以防脱水;最好用糖盐水。

(3)电解质紊乱时,要及时补充钙、钾和钠等成分。

(4)及时查清吐泻原因。

4. 营养与饮食疗法

(1)饮食,要吃容易消化的流食。吃菜,应当吃有咸味煮烂的菜叶汤为主。

(2)可以吃一些有止泻作用的食物,如豌豆粥、薏米粥、糯米粥。粥一定要煮烂。

(3)补充维生素 B_1、维生素 B_2、维生素 A 和维生素 C 等。

5. 禁忌与注意事项

(1)忌吃一切不易消化的食物;不准吃辛辣食物,以免加重病情。

(2)脱水时,尽量不喝白开水。可以喝淡盐水或咸菜汤。

十、气滞性腹痛

(一)疾病特点简介

气滞性腹痛属腹痛的一个证型。临床上我们可能会听到这样一句话"我因为生气,把胃病给气犯了"。因为,恼怒可造成内分泌失调,使胃及十二指肠括约肌痉挛,而引发疼痛。并且常常并发腹

第一章 胃肠道疾病

泻。气滞性腹痛,为气积郁滞所致。症见腹部胀痛,胸闷胁痛,嗳气或矢气后可减轻;每遇七情不舒则加重。

(二)治疗

1. 偏方、验方、秘方疗法

(1)失笑散:五灵脂、蒲黄各等量,研成细末,每次6克,用温开水送服,每日2次。这是中医治疗这类病常用的方法。

(2)木香、香附子、艾叶、苍术、乌梅等都有治疗这类腹痛的作用。

(3)治气滞性腹痛方:当归细面3克,用米酒送服,每日2次。

(4)治气滞性腹痛方:晒干的桃树枝200克,制成细末,每次4克,放到60毫升米酒中慢火煮5分钟后顿服,每日2次。

(5)泻肝胆积气方:青橘皮200克,枳实200克。上2药皆切成玉米粒大药块;另用蜂蜜300毫升及300毫升水与药块进行充分混合搅拌;然后上屉蒸20分钟,晒干后,每次嚼服4克,每日2次。

2. 非药物治疗法

(1)双掌分别拍打中上腹和与中上腹对应的腰部,每次拍打200次,早晚各1次。

(2)用双掌的掌缘,用力分别从上腹向下推,每次推100下。最好能把皮肤推至深红色。在发作时间,常常推一两次就能可痊愈(此法最适用于互疗)。

(3)针刺疗法。常用穴有内关、人中、中脘、胃俞、大肠俞等。

(4)拔火罐治疗。

(5)观天赏云法,治疗心情抑郁。每天到室外看天观云1~2小时。

3. 现代医疗方法

(1)西医学认为这类病,属于神经失调。代替疗法,是用镇静

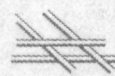

药和解痉药,镇静常用地西泮,解痉常用阿托品。地西泮:口服,每次2.5~5毫克,每日2~3次;阿托品:口服,每次0.3~0.5毫克,每日2~3次。

(2)治疗原发病。溃疡病,给抗酸和特定消炎药(见溃疡病章),急性炎症,给以青霉素等抗生素治疗。青霉素钾,每日160万单位,分2次肌内注射。

4. 营养与饮食疗法

(1)多吃维生素 A、维生素 B_2、维生素 B_{12} 含量高的食物。含维生素 A 较多的食物,如鸡蛋、黄油、鸭蛋及动物肝脏;其他维生素含量高的食物,如肝、肾、鱼、肉、虾等。

(2)可口服维生素 A、维生素 B_2、维生素 B_{12} 制剂。

5. 禁忌与预防

(1)忌食辛辣等对胃肠黏膜有刺激性的食物。

(2)忌生气和忧虑。

(3)多到户外去游玩,以舒畅心情。

十一、老年性虚泻

(一)疾病特点简介

老年人虚泻病,是由于老年人脾肾阳虚所引起的功能性腹泻。不包括各种微生物感染与肿物引发的腹泻,腹泻物没有脓血。主要表现为面色苍白,疲倦乏力,腹痛喜按,大便稀薄,常有黏液。

(二)治疗

1. 偏方、验方、秘方疗法

(1)枯矾30克,诃子(炒)20克。2药混合,研成细末,每次用米汤送服6克,每日2次,直到治愈(《太平圣惠方》)。

(2)干糕粉(大黄面、糯米面、大米面各等份,蒸成米粉糕,晒干后磨成粉)3份,熟山药粉(把蒸熟的山药,晒干,磨成粉面)1份,混合后用锅炒至微黄,每次30~60克,用开水冲服,每日2~3次。有治疗老年腹泻作用,久服腹泻可痊愈。

(3)五倍子6克,大葱须3个,乌梅8克。共捣烂,敷在肚脐上,2日一换,久用自愈。

(4)治老年肾虚泻方:人参30克,鹿角(去皮,炒熟)15克。2药混合制成细面,每次4克,用米汤送服,每日2次。

(5)治老年虚泻方1:煨肉豆蔻(用小麦面糊包裹后,再用火煨熟,然后除去面壳,把肉豆蔻制成细面)30克,乳香30克。以上2药混合制成细面,用陈年老米面粉稀糊调和药粉,制成梧桐子大药粒,每次用米汤送服60粒,1日2次。

(6)治老年虚泻方2:糯米粉3 000克,山楂粉500克,充分搅拌均匀之后,用大锅炒至微黄,每次取60~100克,用开水冲服(可加少量白糖),每日2次。

(7)治老年虚泻方3:土炒白术(放在200克黄土中炒制,炒至微黄时,完全清除黄土)150克,炒山药150克。2药混合制成粉面,用米汤调和制成梧桐子大药粒,每次服40粒,1日2次。

2. 非药物疗法

(1)单掌按摩止泻法。先长、细、匀呼吸12次,待心静之后,单掌放在左下腹,开始转圈按摩,逆时针50圈。手的掌指,轻轻触摸皮肤,每按摩1圈皮肤,深呼吸1次,每天在起床前与睡觉前各做1次。

(2)用捋法治疗此病,效果很好。此法适用于互疗。用双掌的掌缘,从左下腹推皮肤,每次必须把皮肤推至紫红色,才有效果。

(3)针刺疗法:取内关、人中、上巨虚、足三里、天枢等穴针刺。

(4)因肾阳虚引起者,口服金匮肾气丸,每次1丸,每日2次。

3. 现代医疗法

(1)可以用红外线及各种理疗。

(2)老年人单纯功能性腹泻,可以服用止泻药,如鞣酸蛋白、复方樟脑酊等,应在医生指导下服用。

4. 营养与饮食疗法

(1)多吃维生素 B_1、维生素 C 及钙、钾、镁等含量高的食物。

(2)多吃偏温性并有止泻作用的食物,如糯米、大黄米、栗子、芋头、莲藕、高粱米等。

5. 禁忌与注意事项

忌吃或少吃煮黄豆、刀豆、马齿苋、芹菜、水芹菜、甘蔗、鲜枣、甜瓜、菠菜等食物。

十二、急性呕吐

(一)疾病特点简介

急性呕吐是胃肠等消化系统疾病的一个症状。一些热性之类疾病,如胆囊炎、急性胃肠炎,胃溃疡发作期、食物中毒等,都可能发生呕吐。主要表现为,吃后即吐,吐多凶猛,面赤,心烦喜冷,口渴便干,小便黄赤,脉搏洪数。

(二)治疗

1. 偏方、验方、秘方疗法

(1)木鳖子仁 5 个,丁香 5 个,麝香 0.4 克。混合研成细末,把一张刚出锅的无糖烧饼,水平切开,把药末放入其中,趁热把烧饼贴在肚脐上,然后固定好,1 小时后,再换 1 个,如果是痢疾引发的呕吐可即停止(《本草纲目》)。

(2)阴阳水(一半是刚从井中汲取的水,一半是煮沸几十遍的水)饮数次,即发生效果(《本草纲目》)。

(3)葛根、泽泻、黄连、麦门冬、芦根、杨梅、滑石等,对热性呕吐,都有一定治疗效果。

(4)治热性呕吐方:从井里新汲一桶水,饮300毫升,用余下的水浸泡双脚30分钟。

(5)治急性呕吐不止方:高良姜6克,大枣2枚,加水80毫升煎煮,煮剩50毫升时,滗出药汁,分2次当日服完。

(6)治急性呕吐方:肉豆蔻细面5克,用15克生姜煮出的水送服。

(7)治食后即吐方:大黄12克,甘草7克,加水300毫升水煎,剩150毫升时,滗出药汁顿服。

2. 非药物疗方法

(1)针刺内关与足三里穴,有很好的止吐作用。

(2)冰袋敷腹部,对热性呕吐,也有很好的治疗作用。

3. 现代医疗方法

(1)甲氧氯普胺(灭吐灵)每次10毫克,肌内注射。

(2)要根据失水量,及时适量补液。应当选择含盐的液体。如盐水与糖盐水。因为呕吐会过多失水失钠,不及时补充可能会发生抽搐及昏迷等问题。应在医生指导下进行。

4. 营养与饮食疗法

(1)由于呕吐,可能失去很多微量元素及维生素。如维生素E、维生素B_2、钙、钾等,应及时补充,或者从静脉给予,或者在呕吐被控制后,从饮食中补充这些营养素。

(2)在呕吐初步控制之后,即使不饿也要吃些容易消化的食物。如米汤、牛奶和煮烂的稀饭,不要吃面条等不易消化的食物。

5. 禁忌与注意事项

(1)即使腹泻与呕吐都止住了,也要忌吃各种对胃肠有刺激性的食物。

(2)忌吃各种热性食物,如辣味,杏、桃及牛肉、羊肉、狗肉、鸡肉、鱼肉等。

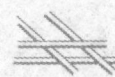

十三、寒性腹痛

(一)疾病特点简介

农村人,对于因为着凉(或吃了冷食或因受了寒凉邪气的侵袭)之后,发生的腹痛,叫做"肚子着了凉",属于中医学的胃寒痛。其特点为腹痛遇寒痛甚,得热痛减,呕吐清水,或者大便稀而不臭;若属于脾胃虚寒性腹痛,多为长期绵绵不断地疼痛,遇寒凉更重,得热稍缓,多属于慢性病。

(二)治疗

1. 偏方、验方、秘方疗法

(1)用炮(这里指炒)干姜6克,研成细末,用稀粥送服,每日1~3次(《本草纲目》)。

(2)白芥子6克,用口嚼碎,以酒送服,每日1~3次,有良效(《本草纲目》)。

(3)木香12克,研成细末,用100毫升酒,煮10分钟,药与酒同服,每日1~3次(《本草纲目》)。

(4)桂皮细末4克,用酒送服,每日1~2次。秋冬冷气腹痛,此法效果较好(《本草纲目》)。

(5)胡椒粉3克,用酒送服。每日1~2次,有良效(《本草纲目》)。

(6)治疗寒冷腹痛药物还有艾叶、甘草、附子、茴香(大料)、葱白、杏仁、白豆蔻、益智仁、香附子、苍术、生姜、韭菜等。

(7)中成药附子理中丸,对此病有很好的效果,早晚各1丸,饭前服。

(8)把食盐炒黄,趁热装袋,熨腹痛部位。

(9)治久冷腹痛方:硫黄末10克,用温化黄蜡液12毫升调和硫黄末,制成梧桐子大药粒,每次5粒,每日2次,用温开水送服。

忌吃生冷。

（10）治腹中冷痛方：高良姜 60 克，制成细末，每次 6 克，每日 2 次，口服。忌食生冷。

2. 非药物疗法

（1）刮痧疗法。用刮痧板或边缘润滑的扁状物刮拭疼痛部位；或用双拇指挤、挠；或是用中、食二指揪，使皮肤成深红色。

（2）如有艾炷，在疼痛部位皮肤上，点燃一炷，即可止痛；如果是炎症性疼痛，就无效了。

（3）姜片烤热，贴在疼痛部位或脐部，效果也好。

（4）慢性病，每晚睡前，把手掌放在痛处。

3. 现代医疗方法

（1）急性腹痛，可服阿托品与颠茄酊。阿托品：每次 0.3～0.5 毫克；10% 颠茄酊：每次 0.3～1 毫升，口服。

（2）红外线照射腹部。但是，如果室内温度偏低，效果不太好。

4. 营养与饮食疗法

（1）吃温热类食物，如蒜、小茴香、香菜、烧酒、胡椒等都属于热性食物，治胃肠寒病，疗效明显；温性食物，作用稍差一点。适合于虚寒类胃肠病。这些食物主要有：白面、大黄米、蚕豆、扁豆、油菜、芥菜、山药等。

（2）多吃钙与镁含量高的食物，而且这些食物，必须是偏温性的，如虾皮、海米、花生、带鱼等。

常吃南方早稻米饭，有治疗寒性腹痛作用。

5. 禁忌与注意事项

（1）忌吃或少吃寒凉性食物，如冰制品、冰箱藏品；较严重的病人，甚至水果都不可生吃。

（2）重病人，一般性偏凉食物都不可吃，如小米、菠菜、芹菜、土豆、茄子、甜瓜、西瓜、梨、香蕉等。

十四、消化不良

(一)疾病特点简介

消化不良,是由于食物滞留胃肠,延缓排泄时间而造成的。引起消化不良的原因有很多,或者因为吃干性食物较多,或者吃了较多的不好消化的食物,或者因为平素脾虚,消化功能低下等。主要表现为腹胀、腹痛、呕吐、腹泻等。

(二)治疗

1. 偏方、验方、秘方疗法

(1)鲜山楂 100 克,用水煮,待山楂熟后,将山楂肉与汤水一起服下,每日 2 次(《本草纲目》)。

(2)民间常用烧山楂吃的方法,治疗消化不良病。把山楂 100 克,放在火炭上烧烤,当烧至外焦内烂时,去核吃肉,"效果挺好"。

(3)神曲、麦芽各 15 克,用水煮 15 分钟,去药渣服药汁,每日 2 次(《本草纲目》)。

(4)中成药枳术丸,是专治食滞性消化不良的药,可早晚各 1 丸,饭后服。

(5)治疗消化不良的中药有生地黄、三棱、木香、肉豆蔻、红曲、莱菔子、鸡内金、谷芽、橘皮、橙皮、槟榔、巴豆、厚朴、皂角等。寒性消化不良,可用温性类助消化药,如荆芥、豆蔻、楸白皮、香附、神曲等;偏热性消化不良,可用大黄、薄荷、山楂、海藻等。

(6)治消化不良方 1:神曲 30 克,萝卜子 30 克,放在 200 毫升水中煎煮,煮剩 120 毫升时滗出药汁,分 2 次服,早晚各 1 次。

(7)治消化不良方 2:山楂片 30 克,放入 200 毫升水中,用小火煮 20 分钟,滗出药汁顿服。倘若病情未解,可以再吃服 1 剂。

(8)治消化不良方 3:五灵脂 100 克,制成细面,每次 4 克,用温酒送服,1日2次。

(9)消食燥湿方(湿气侵袭造成的消化不良):煅绿矾细面,每次0.9克,每日2次。

2. 非药物疗法

(1)用拍、打、揉(见前文)等方法,对消化不良症,都有很好的疗效。但是,每次做功时间要在20分钟以上,应在饭前做。

(2)针刺:刺足三里和脾俞穴。

(3)拔火罐,在胃部区域或同水平的腰背部位拔罐。

(4)按摩法:常用顺时针的推揉方法,先从右下腹向上推揉,至右侧肋缘再横向向左侧推揉,推揉至左侧肋缘,再向左下腹推揉,为1周;然后再从右下腹向上推揉。如此不断转圈推揉,每次做功100~200圈,效果很好。

3. 现代医疗方法

(1)吃助消化药:

①干酵母每次1~3克,口服,每日3次。

②乳酶生每次0.3~0.9克,口服,每日3次。

③胃蛋白酶每次0.3~0.6克,口服,每日3次。

(2)红外线照射腹部。

4. 营养与饮食疗法

(1)饮食中也有一些助消化的品类,如大麦、黄豆、酱、醋、酒、葱、蒜、白菜、杨梅、茶、鳝鱼头等,都有助消化作用。但是,偏寒者要用葱、蒜、鳝鱼头、酒、醋之类的偏热食物;偏热病要用茶、酱、大麦、薏苡仁等偏凉性食物。食炒薏苡仁粥,有帮助消化作用。

(2)要补充维生素B_1、镁、钙等有助消化作用的营养物质。

5. 禁忌与注意事项

在此病病期内,不吃或少吃黏、硬、生等不好消化的食物。

十五、滑肠泻（飧泻）

（一）疾病特点简介

农村人，多把那种"吃什么就拉什么"的病叫"滑肠子"。这种病的主要特征是吃完饭就去排大便，便中常有一些尚未完全消化的食物。如黄豆瓣、玉米粒、水果残块等。这种病的病因是消化功能低下引起的，即中医学中说的脾胃气虚阳弱的飧泻。

（二）治疗

1. 偏方、验方、秘方疗法。

（1）酸石榴1个，用火烧到无烟为止，放置一夜，研成细末。与另一个未被烧的石榴一起，放在水中煮20分钟后，去渣服药汁，效果很好（《本草纲目》）。

（2）石莲炒后，研成细末，每次12克，每日2次，温开水送下（《本草纲目》）。

（3）猪肾1个，剖开把骨碎补9克药末塞进去缝好，用火将猪肾煨熟吃（《本草纲目》）。

（4）鸡内金、神曲各等量，混合研成末，每次用米汤送服10克，每日2次，效果很好。

（5）蜀椒1份，苍术、黄柏各3份。共研成细末，每服6克，每日2次。"专治飧泻"（《本草纲目》）。

（6）乌梅、丁香、赤石脂、枯矾、阳起石等，对此病都有一定治疗作用。

（7）治食谷不化方：苍术30克，川椒30克，混合制成细面，用米醋调和，制成梧桐子大药粒，每次吃20粒，每日2次。对久泻不停者，每次加服桂皮细面3克。

（8）治飧泻方：白术60克拌黄土90克炒至微黄（除去黄土），

山药60克,炒至微黄,人参15克。3药混合制成细面,用米汤调和,制成梧桐大药粒,每次服40粒,每日2次。

2. 非药物疗法

(1)增加运动量:青壮年人每天走8 000～10 000米(2次走);老年人,每天走6 000～10 000米,或者做其他运动,达到相同的运动量,也能达到相同的治疗目的。

(2)意念疗法治结肠炎:首先在地上走猫步(迈步极轻,最好听不见走动的声音),5分钟后,两眼微闭,留下一条细缝,可以看到模糊的身边情况,然后用意想方法,看腹内,意想结肠,从左下腹向左上腹缓缓蠕动,蠕动到左上腹肋缘处,再向右蠕动;蠕动到右侧肋缘处,再向右下腹蠕动;最后再从左下腹开始新的一圈的蠕动,做功30分钟以上。如此长期做下去,结肠病会自愈,身体也会一天比一天健壮,但是做到大便干燥时,就应当停止做功,以免引起不良反应。

3. 现代医疗方法

(1)相互按摩腹部,有一定疗效。

(2)可以长期使用干酵母、胃蛋白酶、胰酶片、乳酶生等助消化的药。干酵母:口服,每次1～5克,每日3次;乳酶生:口服,每次0.3～0.9克,每日3次;胃蛋白酶:口服,每次0.2～0.4克,每日3次;胰酶:口服,每次0.3～1克,每日3次。

(3)如果没有微生物感染,又腹泻较重,可以吃鞣酸蛋白等止泻药。鞣酸蛋白:口服,每次0.3～0.6克,每日3次。

4. 营养与饮食疗法

(1)服维生素B_1。

(2)增服钙、钾、镁等,可能对治疗此病有帮助。

(3)这种病的消耗性很大,使多种营养素缺乏。因此,应吃高蛋白质、高维生素、高微量元素的饮食。各种高脂、高蛋白等饮食都可以吃,如各种肉类、鱼类、豆制品。不必有任何忌讳,只要想吃,都可以吃。其中牛、羊、鸡、狗等肉,更应当多吃;有这种病的人,肾阳都虚,这些肉正好都有补肾阳的作用。

(4)用白术浸水(白术10克浸水500毫升)作粥,可治飧泻。

5. 禁忌与注意事项

(1)忌吃一切有缓泻作用的食物,如荞麦面、菠菜、芹菜、黄豆、马齿苋、刀豆、牛奶、生菜、甜瓜、鲜枣、西瓜、甘蔗、豆油等。

(2)禁吃一切有缓泻作用的药物,如牛黄解毒片、大黄丸、黄连素、羊蹄根、当归、地黄等。

十六、打 嗝(膈肌痉挛)

(一)疾病特点简介

西医称此病为膈肌痉挛,是胸腹之间的横膈膈肌痉挛而产生的疾病。得了此病,就会发生不由自主的连续性打嗝,发出咯咯的声音。这种声音是气体冲过狭窄食管时发出的声音。饮食不节,精神受刺激或吃干食物"噎着了",都可能发生此病。中医叫呃逆。

(二)治疗

1. 偏方、验方、秘方疗法

(1)荔枝10个,连皮带核用火烧,一直烧到无烟为止。放凉后,研成细末,用白开水冲服,立愈(《本草纲目》)。

(2)川椒,炒至微黄后,研成细末(最好过箩),再与炒熟后的白面混合,用水作成梧桐子大小的丸粒,遇打嗝时,每次服10粒有神效(《本草纲目》)。

(3)把苘麻点燃,用鼻子嗅麻烟,立止(《本草纲目》)。

(4)还有一些中药材,具有治疗此病的作用,如半夏、山豆根、昆布、芦根、天南星、生姜等。

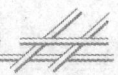

2. 非药物疗法

(1)轻者,只要喝一大口水,就能把打嗝给噎回去;重者,连续喝几大口水,一般都可以把嗝噎回去。只有极少数极顽固的打嗝,常要配合药物治疗,才能治愈。

(2)用拇指(互疗)重力压迫后背的膈俞穴,效果也很好。

(3)拔火罐,位置在胸下部及与其水平的背部。

(4)针刺中脘、内关、膈俞等穴有效。

3. 现代医疗方法

(1)阿托品 0.5 毫克,皮下注射;或口服阿托品,每次 0.3～0.6 毫克。

(2)按摩法:用双拇指重力按揉膈俞和膈关两穴。

(3)口服地西泮每次 5～10 毫克,每日 3 次。

(4)25%硫酸镁注射液 10 毫升,加 5%葡萄糖注射液,稀释成 5%浓度后,缓慢静脉滴注。

4. 营养与饮食疗法

大口喝稀粥,治疗打嗝,比大口喝水的效果好。

5. 禁忌与注意事项

(1)不要生气,不要暴怒。

(2)少吃面食,如吃面食,也应当充分喝汤水,以免引发打嗝。

十七、慢性细菌性痢疾

(一)疾病特点简介

痢疾是由细菌感染而引起的,慢性痢疾,是急性痢疾得不到根治,迁延而成的。中医学认为,慢性痢疾,绝大多数属于虚寒型。由于久病的慢性消耗,脾虚下陷,久之还可导致肾阳虚,甚至呈全身虚寒体征。临床特点主要表现为,大便带有脓血,每日 3～5 次不等,腹痛绵绵,经久不愈,喜温,喜按,腰酸,怕冷等。

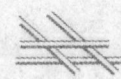

(二)治疗

1. 偏方、验方、秘方疗法

(1)本草纲目中介绍3个病例,我们可以借鉴。说的是一个姓华的老人,患了50年痢疾,腹痛垂死,已备棺材。有人给他用延胡索治疗,每次吃延胡索面粉9克,用米汤送下,每日2次,结果1日后病痛即减半;又继续用此药调理即安(《本草纲目》)。

(2)黄蜡与阿胶各9克,放在一起煮化,再放黄连末15克,搅匀,分3次趁热服下(《本草纲目》)。

(3)黄连与乌梅各等份,加食盐炒至半焦状态,研成细末,每次12克,用小米汤送下,每日2次。

(4)白头翁与黄连各等量,晒干研成细末,每次用27克,放在醋中煮5分钟后,醋药一起服下,每日2次,效果很好(《本草纲目》)。

2. 非药物疗法

(1)针灸和拔火罐,效果都好。但是,必须坚持到完全治愈为止。

(2)睡觉时,左手捂在左侧中下腹部。

(3)拍打脐与脐上,每次拍打100～200下,每日2次。

3. 现代医疗方法

(1)呋喃唑酮(痢特灵)每次0.1克,每日3次,口服。

(2)诺氟沙星(氟哌酸)每次0.2克,每日3次,口服。

(3)环丙沙星每次0.25克,每日3次,口服。

(4)吡哌酸1次0.2克,每日3次,口服。

(5)甲硝哒唑(甲硝唑)每次0.2～0.4克,每日3次,口服。

(6)红外线照射腹部。

4. 营养与饮食疗法

(1)多吃温补脾胃的食物,如早稻米、白面、扁豆、牛、羊、狗、鸡

第一章 胃肠道疾病

肉等。

(2)此病是一种慢性消耗性疾病,各种维生素与微量元素都有不同程度的缺乏。如果不及时补充,抗病能力必然下降,而且还可能引发各种营养缺乏性疾病。因此,既可从饮食补充各种营养,又可以从药物补充营养。

(3)黑豆、芝麻、麻仁子、豆豉、小豆花、赤小豆、豇豆、豌豆、白扁豆、丝瓜、木耳、冬瓜叶、柿子根、茄子根、杨梅(烧)、无花果、槐花等食物,对慢性痢疾都有一定的治疗作用。但是,由于这些食物多数属于寒性。故虚寒比较明显的病人,应当慎用,或同时吃温热类食物。

5. 禁忌与注意事项

(1)慎用鞣酸蛋白等止泻药,以防闭门留寇。

(2)不要吃辛辣等对胃肠道有刺激性的食物。

(3)如果有怕冷,手足冷,面色苍白,血压低等明显阳虚体征,就要忌吃各种寒凉之类的饮食。如小米、荞麦面、香蕉、梨、柿子、茄子、土豆、芹菜、菠菜、乳制品、豆制品及兔、鸭、驴肉,更不要吃冰制品及冰箱内食物。

(4)忌吃桃和山楂。

十八、胃 痉 挛

(一)疾病特点简介

胃痉挛是一种症状,是由胃的某些疾病产生的一种症状,中西医对这一认识,大致相似。由胃痉挛引起的胃痛,发病快,消失得也快,消失后基本不留任何不适。大致相当于中医的去来心痛,即所谓"心痛倏来倏止,甚则一日数十遍,饮食无碍,日夜不安。"

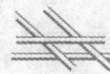

(二)治疗

1. 偏方、验方、秘方疗法

(1)郁李仁 7 个,放在嘴里嚼烂,用温开水送下去,每日可服 3~4 次,效果挺好(《本草纲目》)。

(2)马兜铃 150 克,放在大口瓶中,把瓶中马兜铃点燃,熏烤痛处,甚效(《本草纲目》)。

(3)丁香、香附、艾叶、椰子等药物,对胃痉挛性疼痛都有较好的治疗作用。

2. 非药物疗法

(1)对疼痛部位拔火罐,效果挺好。

(2)针灸治疗此病,有特效(用泻法)。

(3)用力拍打胃区 100 次,可治疗胃痉挛。

3. 现代医疗方法

(1)阿托品 0.5 毫克,皮下注射或口服阿托品 0.6 毫克。

(2)山莨菪碱每次 5~10 毫克,口服,每日 2~3 次。

(3)如果以上药物不能使胃痉挛缓解,可以用阿托品与盐酸吗啡联合肌内注射。但是,首先,必须排除急腹症,因吗啡镇痛力量强,容易掩盖急腹症体征而误诊。

4. 营养与饮食疗法

镁与钙都有缓解胃痉挛的作用,可以多吃钙与镁含量高的食物。这些食物主要有虾皮、骨头汤、豆制品、菠菜等。

5. 禁忌与注意事项

(1)平时注意调节情志,少生气和烦恼。

(2)不吃辛辣食物,对胃肠有刺激性的食物,因可诱发胃痉挛的发生。

第二章 传染性疾病

一、流行性腮腺炎

(一)疾病特点简介

传统医学叫痄腮,以两侧腮腺红肿为特征。西医学认为是病毒感染,可单侧发病,亦可双侧发病,即使不治疗,10日左右也会自行痊愈。与化脓性腮腺炎不同。

(二)治疗

1. 偏方、验方、秘方疗法

(1)取仙人掌适量捣烂如泥,敷在红肿部位,可以使病情减轻与病程缩短。

(2)取中成药金黄散适量,用酒精或白酒调成糊,外敷肿痛的腮腺部位,也可以缩短病程(《本草纲目》)。

(3)红小豆粉,用蜜调成糊,外敷在红肿的腮腺部位。

(4)玄参、板蓝根、黄芩、夏枯草等中药对流行性腮腺炎也有治疗作用。

(5)治急性腮腺炎方:鲜黄柏树叶榨出的叶汁200毫升,蚯蚓泥200克。2药混合,调成糊,外敷在病腮上,加盖敷料包扎固定。

(6)治痄腮方:大黄制成细面50克,用食醋调成稠糊,外敷病腮。

2. 非药物疗法

(1)挖掘1.5米以下的地下白土,调成糊,敷于病处,可以缩短病程。

(2)针灸也可以缩短病程。

3. 现代医疗方法

以支持疗法为主。可以静脉注射维生素C,或口服维生素C,

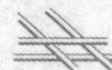

每次500毫克,每日2次。

4. 营养与饮食疗法

(1)由于咽部红肿,疼痛及狭窄,因此需把猪瘦肉、蛋、奶等高营养食物,通过流食的方法进食。

(2)尽量食用偏于寒性的食物,如小米、荞麦、菠菜、西瓜、鲜瓜、甜瓜、冬瓜、土豆、茄子等。

5. 禁忌与注意事项

忌吃一切偏于热性的食物,如辣椒、茴香、香菜、胡椒、大料、桂皮、蒜薹、葱、蒜、杏、桃、荔枝、桂圆、鱼类、鸡、牛、狗、羊,以及扁豆、豇豆、芋头、地瓜、白面、高粱米、蚕豆、酒、粽子、白菜、萝卜、油菜、山药、南瓜等。

二、急性扁桃体炎

(一)疾病特点简介

急性扁桃体炎,是扁桃体急性细菌感染,以扁桃体红、肿、热、痛为特征的疾病。起病急,畏寒,发热,头痛,乏力,咽部热痛,吞食食物时加剧,两侧扁桃体又红又肿,表面有黄白色脓点。急性期间如果不彻底根治,就可能变成慢性,并反复急性发作。

(二)治疗

1. 偏方、验方、秘方疗法

(1)新鲜牛膝18克,新鲜艾叶18克,放在一起捣烂后,榨取药汁;再用少量人奶,趁温与药汁混合。把此药液灌入鼻腔内,便会有痰涎从鼻子中流出,病势就会好转(《本草纲目》)。

(2)牛蒡子与马蔺子各等份,研成细末,每次10克,每日2次,如果悬雍垂肿胀较重,再加入等量甘草末。3药一起用水煮10分钟,药与水一起服下(《本草纲目》)。

(3)牛蒡子、瓜蒌皮、麦门冬等药也对此病有较好的疗效。

(4)治急性扁桃体炎方1:鲜桔梗1000克,捣烂榨汁,每次服40毫升,每日2次。忌吃辛辣食物。

(5)治急性扁桃体炎方2:鲜吴茱萸60克,捣烂成泥,敷在双足心上,每日换1次。

(6)治急性扁桃体炎方3:全麦面粉80克,用食醋160毫升把面粉调成生面糊,摊在布上,外敷在喉骨处皮肤上,包扎固定。

2. 非药物疗法

(1)用中指与食指的第二节蘸水,在咽部皮肤揪痧,直揪至皮肤变为深红色为止。揪痧后病情会有很大改善。

(2)在颈部两侧拔火罐。

(3)针刺疗法。刺少商、合谷、天突、大椎等穴。

3. 现代医疗方法

(1)注射较大剂量的青霉素。每次用200万单位,加入生理盐水,静脉滴注。

(2)可以选服如下消炎药

①红霉素口服,每次0.25克,每日3~4次。

②强力霉素口服,每次0.1克,每日2次。

③复方磺胺甲噁唑口服,每次1克,每日2次。

(3)阿莫西林口服,每次0.3~0.6克,每日3次。

4. 营养与饮食疗法

(1)多吃维生素C含量高的食物。这些饮食又必须是偏凉性的,如芦笋、草莓、绿花椰菜、番茄、菠菜、猕猴桃、苦瓜、白菜、牛奶、芹菜等。

(2)多吃锌含量高的食物,如牛奶、全麦面食、芝麻、香菇、大豆、肝、麦芽、蛋、芹菜、猪肉、蟹、莴苣等。

(3)吃流食。

(4)吃偏凉性饮食,如小米、荞麦、黄瓜、茄子、土豆、薏苡仁、豆制品、乳制品、绿豆芽、黑大豆、苋菜、马齿苋、菠菜、蘑菇、金针菜、紫菜、竹笋、苦瓜、芹菜、生菜、山楂、金橘、甜瓜、西瓜、猕猴桃、蟹子、蚌、蛤、海参、兔肉、鸭肉、驴肉、猪肉、茶、食盐、井水等。

5. 禁忌与注意事项

忌吃一切热性助火食物,如辣椒、胡椒、葱、蒜等辛辣食物；韭菜、蒜薹、香菜、桃、杏等热性食物；牛、羊、鸡、狗、鱼等助火性肉类食物。

三、颈淋巴结结核

(一)疾病特点简介

颈淋巴结结核的病源菌是结核杆菌,当结核杆菌侵犯颈部淋巴结时,就会引起淋巴结缓慢肿胀(不痛不红)。破溃后久久不能愈合,西医学称之为寒性脓疡；民间叫老鼠疮。

(二)治疗

1. 偏方、验方、秘方疗法

(1)白鲜皮9克,加水500毫升,慢火煮30分钟,滗出药汁,趁热服下,每日2次。如果服后发生了呕吐,效果最好。15日为1个疗程(《陈延之小品方》及评语)。

(2)蓖麻子炒后去皮,每次睡觉前嚼吃3粒,直到病愈(《阮氏经验方》)。

(3)将新鲜的芫花捣碎榨汁,每次服1.5毫升。如果服后发生呕吐效果更明显,每日2次(《濒湖集简方》)。

(4)月季花(全花朵晒干)6克,沉香15克,芫花1.5克。将上药研磨成细面,塞进大鲤鱼腹内,用鱼肠封口,加酒和水各一半。煮熟后连药带水一起服下,每日1次(《谈野翁试验方》)。

(5)治颈淋巴结结核初起方:壁虎60克,焙干制面,每次1克,每日 2 次,温开水送服。

(6)治颈淋巴结结核方 1:玄参 500 克,放入白酒 6 000 毫升中浸泡 4 天后,每次饮 50 毫升,每日 2 次,15 日为 1 个疗程。

(7)治颈淋巴结结核方 2:鲜玄参 200 克,捣成药泥,敷在肿疡上,加盖敷料固定。

(8)治颈淋巴结结核方 3:连翘 300 克,制成细面,每次 4 克,每日 2 次,15 日为 1 个疗程。

2. 现代医疗方法

(1)链霉素每次 0.5 克,每日 2 次,肌内注射。

(2)异烟肼(雷米封)口服,每千克体重 5 毫克,每日分 2~3 次服用,连服半年。

(3)利福平空腹口服,每日 0.45~0.6 克,每日 1 次,6 个月为 1 个疗程。最好与其他抗结核药合用。

(4)在结核肿胀初、中期,可用雷米封注射液,在四周组织封闭。

3. 饮食与营养疗法

(1)结核病是一种慢性消耗性疾病,因此应增强营养。既补充营养的损耗,又增强对疾病的抵抗力。

(2)口服维生素 C、维生素 D、维生素 E 等,以增强抵抗力。

4. 禁忌与注意事项

不可自己弄破,以免破溃后久久不能封口。

四、皮肤结核(包括乳腺结核)

(一)疾病特点简介

皮肤结核,是结核杆菌感染皮肤而引发的疾病,多发于颈、腋、胸、腹等部位。开始呈无痛性深处硬结,硬结逐渐增多、增大,融合成块,中央逐渐坏死,最后形成溃疡,或瘘管,排出干酪状稀薄液体,全病程不红不痛。

(二)治疗

1. 偏方、验方、秘方疗法

(1)蛇蜕(蛇皮),用水泡后,敷在皮肤结核上,每日换1次(《千金方》)。

(2)鱼鳔胶用香油炸酥吃,每日30克,2个月为1个疗程。

(3)治疗乳腺结核,可用菊花的根外敷。菊花根适量,与白糖混合,捣成糊,敷在溃疡处。包扎固定好,使药与疮口紧密结合,3～4日换药1次,很快就会封口痊愈。

(4)夏枯草熬成膏,敷在皮肤结核上,同时口服夏枯草膏。每次6克,每日2次(《本草纲目》)。

(5)胡桐(梧桐树的一个种类)流出的液体每次服5毫升,每日2次。

(6)白僵蚕研成细粉,每次服1.5克,每日1次(《本草纲目》)。

(7)治皮肤结核方1:晒干的菊花根500克,制成粗末,放入3 000毫升酒里浸泡4日后,每次饮50毫升,每日2次。

(8)治皮肤结核方2:昆布晒干200克,制成粗末,浸泡在1 000毫升酒中4日后,滤出酒汁,分装在小瓶里,放在身旁,不时饮1口,在口中轻漱2分钟后咽下去,15日为1个疗程。

(9)治皮肤结核方3:苦参400克,加入4 000毫升白酒里浸泡4日后,每次饮50毫升,1日2次。

2. 非药物疗法

(1)针刺膻中、足三里、合谷、三阴交、肺俞等穴。

(2)积极参加体育锻炼,以增强抵抗疾病能力,如每日步行5 000～10 000米,或等量运动。

3. 现代医疗方法

(1)链霉素每次0.5克,每日2次,肌内注射。

(2)异烟肼每次每千克体重5毫克,口服,每日1次,连服6个月。

(3)利福平每日0.45~0.6克,空腹1次口服。单一抗结核药物,容易引起抗药性。因此,两种以上抗结核药联用效果较好。

4. 营养与饮食疗法

(1)此病是慢性消耗性疾病,容易发生营养不良状态。因此,在饮食上应当增加营养,各种营养丰富的食物都可以吃,基本上没有什么限制。

(2)应该额外的补充维生素C、维生素D、维生素E与锌、钙。

5. 禁忌与注意事项

皮肤结核性脓肿破溃后,不容易封口,没有医生指导不要弄破,一旦弄破就要用本节"偏方、验方、秘方"疗法中的第(3)法治疗。

五、蛔 虫 病

(一)疾病特点简介

蛔虫症是因为手或所吃食物等与土壤接触时,沾染上了蛔虫的虫卵;吃饭前又不洗手或洗手不干净,再用手拿食物吃的时候,把虫卵吃进体内而发病。蛔虫卵在肠道育化20~30天,就变成成虫。蛔虫在体内存活1年左右。

儿童感染率高,被感染后会出现各种消化道症状,如呕吐、腹痛、便虫、吐虫等,蛔虫逆行还可能引发阑尾蛔虫症,胆管蛔虫症及蛔虫梗塞等疾病。

(二)治疗

用西药驱虫药,效果都很好;传统疗法,效果不如西药。

1. 偏方、验方、秘方疗法

(1)治蛔虫攻心(胆管蛔虫症)方:龙胆草9克,除去头根,加水500毫升煎煮,煮沸20分钟后,滗出药汁顿服。

(2)治疗蛔虫心痛方1:鲜熟的艾叶100克晒干,加水1 000毫升煎煮,煮剩600毫升时,滗出药汁顿服。

(3)治蛔虫心痛方2:旧历7月7日前后采刺蒺藜,晒干烧成灰,每次服3克。

(4)驱蛔虫方:漏芦细末,每次服2克。

(5)治小儿便蛔虫方:使君子制成细末,傍晚吃1克,用米汤送服。

2. 现代医疗方法

(1)阿苯达唑(肠虫清)。成人每次服0.4克,12岁以下儿童用量减半。

(2)左旋咪唑(驱虫速),成人每千克体重服2毫克,小儿每千克体重服3毫克。

(3)枸橼酸哌嗪(蛔虫灵),睡前顿服,成人每日3~4克,连服2~3日;儿童每日0.1克~0.16克/千克体重,睡前顿服,连服2日。

(4)中药鹤虱、龙胆草、艾叶、槟榔、楝实都有驱蛔虫作用。

3. 禁忌与注意事项

注意个人卫生,饭前便后要彻底洗手。

六、病毒性感冒

(一)疾病特点简介

中医学认为,风、寒、暑、湿、燥、火六淫之气侵犯人体,都可能引发感冒。其中风寒型,四季都可能发生,主要表现为畏寒、头痛、身痛、流涕、喷嚏、咳嗽等症状;暑湿感冒,多发生在夏季,除了一般感冒症状外,头沉身重为突出特点;燥气引发的感冒,多发生在秋天,以干咳、咽痛、胸痛等症状偏重。西医学认为,普通感冒,也是由病毒感染导致的。成人患此病症状较轻,老人与少儿症状偏重。

(二)治疗

1.偏方、验方、秘方疗法

(1)生姜 20 克,水煮 30 分钟,服后以全身微汗即可,不宜出大汗。注意保暖和休息,常常 1 剂痊愈。主治风寒感冒(《本草纲目》)。

(2)葱头 7 个(中等大小),陈皮 9 克,加水 400 毫升,煮 15 分钟,服后发汗。主治风寒性感冒(《本草纲目》)。

(3)大葱叶绞汁,加凉开水滴鼻,1 小时 1 次。治风寒感冒。

(4)芦荟汁滴鼻,1 小时 1 次。

(5)桂花与广东英德茶各等量混合,用开水冲泡,当茶饮,不限量,每日数次(《本草纲目》)。

(6)麻黄、羌活、葛根、升麻、细辛、荆芥、香薷、牛蒡子、豆豉、桂枝、紫苏等都有防治普通感冒的作用。

(7)玉屏风散,是防治气虚感冒的中成药,由黄芪末 18 克,白术末 12 克,防风末 6 克组成。白开水冲服,每日 2 次。

(8)大蒜 4 头,温水 250 毫升,冰糖 25 克,浸泡 6 小时后,煮沸放凉后温服(《本草纲目》)。

(9)5%醋,滴鼻,每日 1~3 次。

(10)治风寒感冒初期方:白芷 30 克,甘草 15 克,生姜 9 克,葱白 30 克,大枣 2 枚,豆豉 30 克。以上诸药加水 500 毫升煎煮,煮剩 250 毫升时,顿服发汗,倘若未出汗,4 小时后,再服 1 剂。

(11)治风寒流涕方:白芷 30 克,荆芥穗 30 克。2 药混合制成细面,每次 6 克,用白开水冲服。

(12)治四季伤寒早期方:香薷制成细面,每次 6 克,用热酒

60~100毫升调服发汗,倘若发汗不理想,4小时后再服1剂。

(13)治伤寒高热方:石膏9克,川芎9克,菊花9克。3药混合制成细面,每次5克,用温茶水送服,1日2次。

(14)治感冒头痛方:艾叶9克,加水100毫升煎煮,煮剩50毫升时,滗出药汁,趁热顿服发汗。

(15)吃腊月雪不限量,不限次数,对流感有治疗作用。

(16)徐长卿,每次9克,用水煮20分钟,服药汁,每日2次(《本草纲目》)。

(17)大青叶、板蓝根各12克,淡竹叶3克,用水煮20分钟,服药汁,每日2次(《本草纲目》)。

(18)白芥子,捣碎,炒热,贴肚脐,争取出汗。

(19)选用羚翘解毒丸与银翘解毒丸服用,早晚各1丸。

(20)治愈流感之后体瘦肌热方:柴胡9克,加水200毫升煎煮,煮剩100毫升时,滗出药汁,分早晚各服1次。

(21)治流感病程中期方:羚羊角细末2克,用白开水冲服,每日2次。

(22)治伤寒大热方:干蛇莓草30克,加水150毫升煎煮,煮剩80毫升时,滗出药汁顿服。

2. 非药物疗法

(1)在农村,捋痧法最常用(与刮痧相似),用双手,从中间向两侧捋,或从两侧向中间挤,直至皮肤深红为止。常取大椎穴、肺俞穴、太阳穴、额部或前胸。

(2)拔火罐,一般多从后背取穴,如大椎、肺俞等。

3. 现代医疗方法

(1)对症疗法:头痛或周身痛,用阿尼利定等;也可用含有氯苯那敏的感冒药。

(2)三氧唑核苷(病毒唑)每次0.3克,每日3次,连服3日。

(3)感冒数天后,如果病情不减,尽快查血常规。如果白细胞高,就要用抗生素。

4. 营养与饮食疗法

感冒期间可补充维生素 C、维生素 E、维生素 B_2、维生素 B_1、锌及赖氨酸等。

5. 禁忌与注意事项

风寒感冒,初期饮食,以偏温为主,避免吃寒凉食物。风热感冒可以吃寒凉食物。这时用盐水就会起到治疗的作用。

第三章 神经系统疾病

一、盗 汗 症

(一)疾病特点简介

盗汗是指在睡眠中出虚汗。这是中医所说的阴虚症中的一个重要体征。阴虚症还有全身虚弱、五心烦热、怕热喜凉等症状。肺结核病的特点之一,也是盗汗。故凡有盗汗现象,都应当到X线室做胸部透视。

(二)治疗

1.偏方、验方、秘方疗法

(1)五倍子粉1份;荞麦面5份,用水调和做成小饼,用锅烙熟,每个小饼30克。每次睡前稍有饥饿,可干吃(不要喝茶水)2~3个小饼。

(2)用自己的唾液,把五倍子粉面调和成糊,填在脐窝中,用胶布固定。效果很好(《集灵》)。

(3)艾叶、乌梅、茯神各6克,用水煮15分钟,去渣;服药汁,每日2次(《本草纲目》)。

(4)朱砂1.4克,白芷9克,用水煮30分钟,去药渣,服药汁,每日2次(《本草纲目》)。

(5)豆豉、防风、龙骨粉、麻黄、黄花等都有止盗汗作用。

(6)治盗汗方:龙胆草100克,制成细末,每次4克,用温开水送服,每日2次。

(7)治盗汗方1:白芷30克,辰砂15克。2药混合制成细末,每次4克,用温酒送服,每日2次。

(8)治盗汗方2:防风60克,人参15克,川芎30克。3药混合,制成细末,睡前60分钟服4克。

(9)治盗汗方3:麻黄根30克,椒木根30克,混合制成细面,每次吃3克,用温酒送服,每日2次。

(10)治盗汗方4:经霜桑叶,制成细末,每次4克,每日2次服用。

2. 非药物疗法

(1)中医学认为,诸汗皆为虚。盗汗也是由于体质虚弱引起的,只要搞好锻炼,体质增强了,盗汗就会自愈的。最简便的方法是散步,如果早晚各散步60分钟以上,几个月以后,由于体质健康情况得到改善,盗汗问题就会自止的。

(2)每天午后5~7时的时间内,做1次静功,疗效很好。其做法如下:在酉时,做功前,首先在地上走10分钟踏絮步,脚落地时,如踏在棉絮上,轻抬脚,轻落步;10分钟后,轻轻坐在预先铺好的座位上。坐好后,两眼微睁,似看非看的,面对墙壁,一直"看"下去,思想溜走了,再找回来。每回做功30~60分钟;然后搓脸和干梳头各30次(用指梳头)。3~4个月之后,不仅盗汗止住了,体质也会强很多。

3. 现代医疗方法

现代医学把此病列入亚健康或神经官能症之列,多从调节神经入手去治疗。

4. 营养与饮食疗法

(1)盗汗者,偏于虚热。饮食上要多吃偏阴凉的食物,如小米、荞麦面(本身就有养阴止汗的作用)、豆制品、酱、黑大豆、小麦粥、紫菜、木耳、蘑菇、百合、竹笋、猕猴桃等,都有不同程度的阻止盗汗作用。

(2)盗汗是一种慢性消耗性疾病。因此,各种营养如维生素、蛋白质、微量元素都应当适当补充。其中维生素 B_1、维生素 B_2、维生素 P、维生素 E 及钾、钠、锌等都要列入重点补充之列。

(3)韭菜根煮粥喝(每次用50根),有止盗汗作用。

5.禁忌与注意事项

(1)由于盗汗是发生于虚热,饮食上必须禁忌助热之类食物,如五辣(辣椒、胡椒、蒜、葱、韭菜)、五热肉(牛肉、羊肉、鸡肉、狗肉、鱼肉等)。

(2)最好不在早晨(5~7时)练养生功和瑜伽。因为这个时间阳气正盛,在这个时间练功会增热。

二、虚 汗 症

(一)疾病特点简介

这是一种阳气虚损或者阴阳俱虚而产生的症候。或稍动就出汗,或稍热就出汗,或即使不动也虚汗自出。平时总是畏寒,多汗,出汗后,全身自觉很冷,容易疲倦,面色苍白,腰膝酸软,性功能减退,血压偏低,极易外感风寒等。

(二)治疗

1.偏方、验方、秘方疗法

(1)人参3克,黄芪9克,用水煮20分钟,服药汁,每日2次;或者人参1份,黄芪3份,用白酒浸泡(药平酒面),每日喝30~50毫升。如发生鼻出血或火大,必须停喝。

(2)将适量何首乌研磨成末,用酒调和成糊,外敷在肚脐上,固定好,隔1小时向药上滴1次酒。有良效(《集简方》)。

(3)麻黄根、酸枣仁、五倍子、牡蛎等都有止虚汗作用。

(4)治疗自汗方1:人参20克,当归20克,猪肾2个。以上3味加水800毫升炖煮,当煮剩400毫升时,捞出猪肾,一次性吃完。另外,把人参与当归捞出,晒干,制成细面,再加入熟山药60克,混合捣成烂泥,制成绿豆大药粒,每次50粒,每日2次。

第三章 神经系统疾病

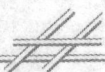

(5)治疗自汗方2:浮小麦15克,防风9克,一同加水300毫升煎煮,当煮剩150毫升时,滗出药汁,分2次服,早晚各1次。

(6)治疗自汗不止方:把白术100克制成细面,每次服3克,每日2次。少吃水果。

(7)治老年虚汗症方:小麦15克,黄芪9克,白术9克,一同加水400毫升煎煮,当煮剩200毫升时,滗出药汁,分2次服,早晚各1次,每日1剂。

(8)治虚汗无度方:麻黄根60克,黄芪60克,浮小麦60克。3药混合制成细面,再用白面稀糨糊调和药面,制成梧桐子大药粒,每次服60粒,1日2次。

2.非药物疗法

(1)虚汗既然是由阳虚引起的,在生活中就应当多做补阳的活动。最简单易行的方法就是坚持不懈地锻炼身体,既可以补阳,又可以补阴。最常用的方法是散步,每日散步2~3小时,分几次走。做其他运动,也应当参照这个运动量。

(2)阳虚者,必须节制性生活。30岁以上,每周可性交1~2次;40岁以上,每10日1次;50岁以上,每20日1次;60岁以上,3~6个月1次。当病痊愈之后,性生活可以适当增加。

(3)养生守元法:此法必须与节制性生活同时进行,每天早晨3~5点,醒来时,先不要起床,或披衣坐在床上,双眼睑下垂,不要闭死,留一缝隙,看鼻尖,心里想着肚脐以下的腹内,如果意识跑了,再收回来。每天做功40~60分钟,3个月后,不但虚汗自止,健康情况也会大有改观。

3.现代医疗方法

现代医学认为,虚汗属于亚健康或自主神经功能紊乱范畴。如果血糖低,可以给以高渗糖;如果血压低,可以临时给点麻黄素。但是必须有医生指导。

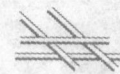

4. 营养与饮食疗法

（1）饮食中也有抑制虚汗的食物，如糯米、粳米粉、羊胃、牛和羊脂肪、猪肝、糌粑等。

（2）汗多时，许多营养物质消耗过多，必须补充。维生素 B_6、维生素 B_{12}、铁、钾、锌、赖氨酸等，对治疗虚汗有辅助作用，应当额外补充一些。

5. 禁忌与注意事项

阳虚虚汗，多由消耗性疾病、性生活频繁，以及七情六欲不节而引发。因此，调治虚汗症必须注意如下事项。

①不吃或少吃寒凉类伤阳食品，如冰制品、冰箱内食物、凉饭菜、菠菜、梨、香蕉、茄子、西瓜、甜瓜、鲜枣、黄瓜、小米、荞麦面、豆制品及鸭、兔、驴肉等。

②节制性生活。

③节制七情六欲。

④防止四季寒、风、湿等外邪侵犯。每个季节，要比平常人多穿些衣服，但是不要过厚。

三、健　　忘

（一）疾病特点简介

中医学常把健忘单独列为一种疾病，现代医学却仅把健忘看做一种症状。许多疾病，尤其是慢性消耗性疾病，都可能引起记忆力减退。其特点却很简单，就是记忆力减退，好忘事。

（二）治疗

1. 偏方、验方、秘方治疗法

（1）治疗气虚（虚寒）引起的健忘，人参 3 克，用水煮 30 分钟，分 2 次将药液与药渣一起吃服完（用白酒浸泡人参酒常喝也好）。

(2)治疗健忘作用的药物

①甘草末,每次4.5克,有安神和增强记忆作用。

②用猪油炸人参,每次服3克,每日2次。有开心智,增强记忆作用。

③石菖蒲研成细面,每次6克。久服,可不忘不惑。

④淫羊藿末,每次服6克,每日2次。治中老年健忘。

(3)治疗阳虚型健忘,以补阳为主,可选金匮肾气丸等药。

2. 非药物疗法

(1)绝大多数健忘症,都是慢性消耗性疾病引起的。体育锻炼能强身健体,绝大部分慢性疾病都可以通过体育锻炼而康复。因此,只要坚持不懈地搞好体育锻炼,健忘问题就可以基本得到解决。

(2)常修炼清净与虚静功,如果能坚持不懈,都会使记忆力获得增强。

(3)治健忘方:天天吃龙眼肉,每日60~100克,可提高记忆力。

(4)治失眠健忘方:每天傍晚嚼吃柏子仁3克,1个月为1个疗程。

(5)治脾湿健忘方:莲子30克,薏苡仁100克共煮粥,每日1次,可以长期食用。

(6)治疗健忘方:黄精90克,枸杞子90克,茯苓90克,山药90克。将4药混合制成细面,用水调和药面,制成梧桐子大药粒。每次30粒,每天2次,用米汤送服。主治阴虚性失眠健忘。

3. 现代医疗方法

(1)因为经常失眠而引起健忘,可服用一些助眠类药,如地西泮每次睡前吃5~10毫克。

(2)如果是因为慢性疾病引起的健忘,治疗与健忘有关的疾病。

4. 营养与饮食疗法

(1)如果是由于阳虚引起的健忘症,就要多吃养阳类食物(阳虚主要表现为怕冷,四肢偏冷,无力,血压低等)。这类食物主要有:牛、狗、羊、鸡肉及桂圆、荔枝等食物;如果因为阴虚(主要特征:四肢五心烦热、心跳快、怕热、烦躁等),就要多吃养阴类食物。这类食物主要有:乳类、豆制品、荞麦面、小米、猪肉、木耳、蘑菇等。

(2)许多食物本身就有增强记忆力的作用。《本草纲目》中认为龙眼、酸枣、六畜心脏等,都有增强记忆力作用。

(3)尼克酸(维生素 B_3)、维生素 B_{12}、锰、钾、锌等,都有增加记忆的作用。含尼克酸多的食物主要有蘑菇、绿花椰菜、乳酪、蛋、鱼、奶等;含维生素 B_{12} 多的食物主要有乳酪、蚌、蛋、肝、奶、海鲜、牛肉、鸡肉等;含钾多的食物主要有海鲜、鱼肉;含锰多的食物主要有核类果、种子、蛋黄、海鲜等;含锌多的食物主要有全麦粉、牡蛎、海鲜、芝麻等。

(4)山药1份,大米2份,煮粥,主健忘、开心窍。

5. 禁忌与注意事项

(1)阴虚症,不可吃伤阴类的热性食物。

(2)阳虚症,不可吃伤阳类的寒凉性食物。

四、失 眠

(一)疾病特点简介

失眠是以神经系统疾病为核心的许多疾病的一种症状,许多疾病都可能引起失眠。虽然它只是一个症状,但是它确实给很多人的身心造成不小的伤害。世界卫生组织还为失眠专设了失眠日。因此,我们也把"失眠"当作独立疾病来研究,多介绍一些行之有效的防治方法。

(二)治疗

1. 偏方、验方、秘方疗法

(1)灯心草10克,每天用开水浸泡,当茶饮。治失眠有良效(《本草纲目》)。

(2)半夏9克,黏高粱米50克。用河水500毫升,浸泡半小时,再用苇子火,慢火煮30分钟。取药汁饮之,即得卧。治阴虚阳盛失眠(《本草纲目》)。

(3)中药中的酸枣仁、柏子仁、远志、合欢皮、夜交藤、朱砂、茯神、珍珠、磁石、琥珀等,都有很好的助眠与催眠作用。

(4)治失眠方:每晚睡前1个小时,空口嚼吃甘蓝子6~9克。有助眠作用。

(5)治疗失眠方:麦门冬9克,加水100毫升煎煮,煮剩50毫升时,滗出药汁,在睡前个小时服用。适用于阴虚性失眠。

(6)治心悸失眠方:郁李仁细末,每次5克,睡前用米酒送服。

(7)治心虚失眠方:茯神30克,制成细末,每次4克,傍晚用米酒送服。

2. 非药物疗法

对于失眠者,应当首先找出失眠的原因。或被七情(喜怒忧思悲恐惊)所伤;或被实质性疾病所干扰。因病施治,才能取得良好的效果。如果因为情志不遂而失眠,最好请心理医生给讲一讲,想通了,就可以睡好觉了;如果因实质性疾病的干扰,解决了实质性疾病,就不会失眠了。

(1)养生催眠法:在睡前半个小时,停止一切较重的体力活动和思维活动。可在地上走猫步,方法是穿软底拖鞋,轻抬腿,轻落脚。脚步声音,最好自己也听不到;然后,把灯光调暗,但不要关灯,轻松地坐到凳子上或沙发上,呆呆望着前方的物件,目不转睛地看一点,不分神;5分钟之后,两眼睑微垂而不完全闭死,开始用自己的意识从上到下,检查肌肉放松情况。先从面部与口角开始,

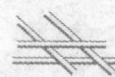

这部分肌肤完全放松了,再向下检查。每检查一处,肌肤松一处,检查到足部,再开始从头部检查,反反复复,直到全身肌肉再无紧张之处,此时,必然开始发困,或者打哈欠。切忌哈欠憋回去。此时,仍不要上床,直到困得睁不开眼睛,再轻轻地爬上床,倒下就睡。或在地上走完猫步后,就轻轻上床做放松功,也有同样效果。

(2)看无声电视并且不停调台助眠法:半卧或卧位,关掉电视声音,只看荧屏上的活动画面,每隔3秒左右调一个频道,每调一个画面,都要看明白一件事,然后马上调到下一个频道。如此不断地反反复复调台,少则三、五分钟,长则十几分钟,就会不知不觉地入睡了。

3.现代医疗方法

(1)西医有许多催眠镇静药,如地西泮、甲喹酮、巴比妥等,有很好的催眠作用。但是,我们最好选用作用时间短,不良反应少的药,如地西泮和司可巴比妥。地西泮用于催眠,每次睡前服5~10毫克;速司可巴比妥:睡前服7.5~15毫克。

(2)帮助病人解开情结。

4.营养与饮食疗法

(1)增加维生素PP的供给。由于失眠会引起各种营养的缺乏,故应补充营养。

(2)饮食上,要多吃花生、谷类、豆类、肉类及肝。

5.禁忌与注意事项

(1)不吃或少吃辛辣食品。

(2)睡前半小时,不要看刺激性强的各类电视节目,不要争执各种问题。

(3)晚饭不可吃得过饱。

(4)晚间忌大喜、大怒、大忧和多虑。

五、面　瘫(面神麻痹)

(一)疾病特点简介

面瘫,或叫面神经炎,或叫面神经麻痹。俗称风起偏。民间叫口眼歪斜。主要症状有:口向健侧歪斜,下眼睑外翻,眼向健侧歪斜,或不自主颤动,患侧眼裂大,并且闭不紧,不能示齿,饮水或漱口时,患侧漏水,鼓腮时,患侧漏气等。

(二)治疗

1. 偏方、验方、秘方疗法

(1)天南星研成细末,用姜汁调成软膏,贴在患侧(向左歪,贴右侧;向右歪,贴左侧)。发病后的时间愈短,治疗效果愈好。

(2)把蓖麻子仁,捣成软膏,外敷患侧,向左侧歪,贴右侧;向右侧歪,贴左侧。药应当厚一些,面积贴大一些。治疗愈早效果愈好(《本草纲目》)。

(3)新鲜瓜蒌(栝楼)绞榨出汁,用此汁和大麦面烙成饼。趁热把此饼贴到患侧面部(向左歪贴右则,向右歪贴左侧)(《圣惠方》)。

(4)还有蜈蚣与鳝鱼一起捣成泥贴法,大蒜膏贴合谷穴等。

(5)治面瘫方1:中等螃蟹1个,去壳,捣烂成泥,外敷病腮,嘴向左侧歪,敷右侧面颊;嘴向右侧歪,敷左侧面颊。

(6)治面瘫方2:灶心土100克,用鳖血调成糊,外敷患侧面颊,1日1换。

2. 非药物疗法

(1)针灸法。早期针灸,效果极佳;2个月以后针灸,效果就不太好;3个月以后再针灸,效果就微乎其微了。其方法:用梅花针(没有梅花针,可以把十几根针缝衣捆起来,当梅花针用)刺患侧皮肤,每日2次,每次最好把面皮刺至深红色。

(2)用小火罐拔患侧面部。

(3)按摩越早治疗越好。用掌缘按揉患侧,稍用些力,每次揉30～50分钟,每日2次。

(4)早期拍打治疗效果好。每次拍打患侧面部30分钟,要用一些力。

3. 营养与饮食疗法

要增加从饮食中补充 B 族维生素与钙。含钙多的食物主要有蛋、鱼、黑芝麻、海参、乳制品、虾等;含维生素 B_1 多的食物主要有全麦粉、小米、葵花子、猪肉、猪肚、玉米等;含维生素 B_{12} 多的食物主要有肝、肉、鱼。

4. 禁忌与注意事项

一旦发病,绝对不可拖延,马上用以上各种有效方法治疗。否则,便是终身不愈。

六、晕　厥

(一)疾病特点简介

晕厥包括脑出血与脑梗死,也包括脑血管痉挛、中暑晕倒、见血晕倒、惊吓晕倒、癫痫晕倒、极度悲伤晕倒、精神受到突然重刺激晕倒等。虽然一时昏死过去,但绝大多数可以苏醒,如果能及时正确治疗,既可以防止晕厥过程发生意外伤害,又能促使晕厥病人早一点康复。倘若是因为心脑血管病昏迷,救治得当,往往会提高治愈率。本章主要讨论可逆类晕厥。发生晕厥,应快速送医院诊治。

(二)治疗

1. 偏方、验方、秘方疗法

(1)灌入鸭血60克(心脑血管病除外)(《多能鄙事》)。

(2)半夏细末吹入鼻中(心脑血管病除外)(《魏君元方》)。

(3)灌酒,可治惊吓晕厥(《本草纲目》)。

(4)樟木烧烟熏鼻,可治疗晕厥(《本草纲目》)。

(5)葱白插入鼻子深处,可治疗晕厥(《本草纲目》)。

(6)治晕厥方1:细辛1克研成粉面,用纸筒把细辛末吹入两鼻道。

(7)治晕厥方2:韭菜榨汁2毫升,灌入双鼻道。

(8)治晕厥方3:食醋3毫升,灌入双鼻道。

(9)治妇女无故汗出不省人事(大致相当于低血糖或中暑)方:白薇9克,甘草9克,人参4克,加水400毫升煎煮至剩200毫升时滗出药汁温服。

以上各种治法,主要治可逆性晕厥(《本草纲目》)。

2. 非药物疗法

(1)用指甲重掐人中穴(鼻下唇沟正中)。

(2)针灸内关、水沟、膻中、关元等穴。内关穴,直刺,逆时针旋转;水沟穴向鼻中隔直刺,用雀啄手法,重插轻提;膻中穴,急刺慢出;关元穴,用逆时针旋转手法。

(3)向面部喷凉水。

(4)用力拍击心脏。

(5)如果是癫痫发作(民间或叫抽羊角疯),首先要考虑如何防止咬破舌头。可以往嘴里塞手帕之类东西。

3. 现代医疗方法

(1)注射中枢神经兴奋药,如咖啡因、尼可刹米等。咖啡因:肌内注射,每次0.25~0.5克;尼可刹米每次0.25~0.5克,肌内注射。

(2)如果血压下降,可以肾上腺素0.5毫克,皮下注射(在排除脑血管意外情况下用)。

(3)如果因为失水而发生晕厥,首先要给以输入盐水或糖盐水。

4. 禁忌与注意事项

(1)遇有原因尚不明的昏迷病人,切忌不要随意搬动身体。

(2)如果怀疑心脑血管疾病,要尽量送医院救治,或者边施救边送医院。

七、肾 阳 虚

(一)疾病特点简介

虚寒无力,是中医学所说的肾阳虚症的主要症状。主要表现为怕冷,好疲倦,喜热,怕风,好感冒,吃凉东西或受风寒就生病。

(二)治疗

1. 偏方、验方、秘方疗法

(1)因狗肉是温补之物,常吃狗肉很快就会康复,但必须节制性生活(《本草纲目》)。

(2)白羊肉 200 克,煮熟,蘸蒜酱吃。每日 1 次,比狗肉效果还好。还必须节制性生活(《心镜》)。

(3)羊肾炖汤喝,隔日 1 次,或与肉苁蓉煮汤喝。必须节制性生活(《本草纲目》)。

(4)菟丝子与杜仲各等量,制成细面,每次 9 克,用温开水送服,每日 2 次(《本草纲目》)。

(5)治肾虚尿有白浊方:肉苁蓉 100 克,山药 100 克,鹿茸 100 克,茯苓 100 克。以上 4 药混合制成面粉,用米汤调和,制成梧桐子大药粒,每次吃 30 粒,用 3 枚大枣煮汤送服,每日 2 次。

(6)治肾阳虚方:何首乌(磨成面粉)700 克,小麦面粉 4 000 克,共混合,用大锅炒熟,每次 60~90 克(可以加甜味剂),用开水冲服。

(7)治肾阳不足方:覆盆子 9 克,加水 100 毫升煮至 60 毫升,滗出药汁,分2次当日服完。

(8)暖肾阳方:蛇床子适量,制成面粉,每次服4克,每日2次。

2. 非药物疗法

(1)每天早晨6～9点,在家中,关掉电视机的声音,只留电视画面,在地上走猫步(慢走,脚步无声),同时看电视画面;走10分钟之后,轻松地坐在椅子上,待心神稳定后,慢慢把眼睑微微下垂,眼睛似闭,但又留一条缝隙,用虚目光看鼻尖,心里意想肚脐至会阴这段的腹内,将这个部位看成是火红色(或者看成是一团火)。倘若精神分散到别处,就把它找回来;10分钟后,再意想小腹内的红火逐渐向胃部方向蹿行,以后,腹内红火就慢慢地不断上下活动。每天都如此做功,每次做40～70分钟,直到感觉小腹内发热的程度,身体以后就不会再怕冷了,也更健康了。做到这个程度,就不再做了。即使还想做下去,也不准再看红火了,以免发生不良反应。

为了增强做功的效果,每天最好散步90～120分钟,可以分两次走。

在做功期间,性生活必须节制,中年人,每周只能性交1次;50岁以上者,每10日1次。否则达不到做功预期效果。

(2)可以用附子当茶,每日用附子3克,用开水300～2 000毫升浸泡饮用,可长期饮用。

3. 营养与饮食疗法

多吃温补性食物,这类食物主要有鸡肉、羊肉、牛肉、鱼肉、桂圆、刀豆、饴糖、芍药酒、栗子、核桃、榛子、雄蚕蛾、泥鳅等。

4. 禁忌与注意事项

(1)节制性生活。

(2)忌吃一切寒凉类食物;绝不准吃冰制品及冰箱内食品;少吃一般偏凉性食物,如小米、荞面、菠菜、芹菜、土豆、茄子、凉水、西瓜、鲜枣、黄瓜、冬瓜、菜瓜等。

(3)四季穿衣要比正常人厚些。

(4)出汗时不要洗冷水澡,出汗及时换衣服,出汗时不要在树下对流风处乘凉;夏天不准坐卧地上,冬天不准坐石头。

八、头 痛

(一)疾病特点简介

许多疾病都可能有头痛症状。最常见的头痛,如感冒、神经性和高血压等头痛;不太常见的如外伤性头痛、中毒性头痛、脑炎症或出血等引起的头痛。感冒,有感冒的特征(见第二章);神经性头痛特征为:慢性反复性疼痛,思想不集中,记忆力差等;高血压性头痛,伴有血压高;急性脑内病症,常有起病急,病势重及恶心呕吐,甚至昏迷等症状。属于自疗部分,主要有神经性头痛、感冒头痛、高血压头痛等。头痛应到医院就诊,查找出病因。

(二)治疗

1. 偏方、验方、秘方疗法

(1)突然剧烈头痛,又能排除脑血管意外病,可以把硝石(硝酸钾)粉末吹入鼻内(《炮灸经》)。

(2)当归9克,米酒300毫升,用慢火煮至180毫升时,把药酒1次服下,每日1剂。治神经性头痛(《外台秘要》)。

(3)治偏头痛方1:雄黄10克,细辛10克。2药混合制成细粉,每次用1克,用纸筒吹入鼻道,左侧头痛,把药吹入右侧鼻道;右侧头痛,把药吹入左侧鼻道。

(4)治偏头痛方2:荜茇6克,制成细面,每次用1克药面吹入鼻道,右侧头痛吹入左侧鼻道,左侧头痛吹入右侧鼻道。

(5)治年久头痛方:天南星3克,川乌3克,2药混合制成细面。用老葱汁调和药面,制成稠糊,贴敷在太阳穴上。

(6)治偏正头痛方1：防风60克，白芷60克。以上2药混合制成面粉，用熟蜂蜜180克调和药面，制成6克重的蜜丸，每次嚼服1丸，温开水送下，每日2丸。

(7)治偏正头偏方2：炒白芷70克，炒川芎30克，生川乌30克，炒川乌30克。以上诸药，混合在一起，制成细面，每次服3克，茶水送服，每日2次。

(8)治偏头痛方3：乳香6克，食盐6克，蓖麻子6克，3药加水捣成泥，贴敷太阳穴。

(9)治神经性头痛方：当归粗末30克，放入米酒200毫升中煮10分钟，滗出药汁顿服。

(10)治气虚性头痛方：川芎100克，制成细末，每次4克，用米酒送服，每日2次。

(11)治气郁性头痛：川芎200克，用白酒3 000毫升浸泡4日后，每次饮酒50毫升，1日2次。

(12)治眩晕头痛方：白芷60克，制成细面，每次服5克，每日2次。

(13)治疗连眼眶头痛方：牛蒡子30克，石膏30克，共混合制成细面，每次服5克，每日2次。

(14)治女子头痛方：香附子100克，制成细面，每次服4克。每日2次。

(15)其他

①荆芥同石膏，治感冒头痛。

②半夏与苍术各等量混合的细末，每次服6克。治咳嗽头痛（《本草纲目》）。

③香附子与川芎各1份，混合制成细面，每次服6～9克。治偏头痛（《本草纲目》）。

④防风末每次服9克。治偏头痛（《本草纲目》）。

⑤附子8克，川芎8克，混合，加水煮药汁服。治风寒头痛

(《本草纲目》)。

⑥生姜水治风寒性头痛(《本草纲目》)。

⑦乌药3～6克,川芎6～9克,用开水浸泡,当茶服。治产后头痛(《本草纲目》)。

2. 非药物疗法

(1)捋法。先把痛处用水湿润,然后用双手拇指捋头皮。首先将两拇指放在患处,然后向两侧用力捋,反复捋,直至头皮出现红痧时,头痛会逐渐好转;或者用挤法,两拇指,从两端向中心点挤,反复挤,直至中心部位已经起了痧,头就基本不痛了。

(2)拔火罐。用小罐拔两侧太阳穴,或者眉间,拔至皮肤紫红色后起罐,头就不会痛了。对风寒性头痛,效果最好。

(3)针灸

①感冒头痛,可刺风池、百会、合谷、大椎穴。

②咳嗽头痛,可刺列缺、天突穴(以泻为主)。

③神经性头痛可刺风池、太阳、合谷、列缺、太冲穴(补泻兼用)。

3. 现代医疗方法

(1)偏头痛,可用各种止痛药。如阿尼利定注射液:肌内注射,1次2毫升;阿司匹林:口服,每次0.3～0.6克。疼痛引发烦躁不安,不能入睡时,可以加给镇静药,如地西泮每次5～10毫克,口服。

(2)三叉神经痛,除了给镇静药外,还可以给酒石酸麦角胺每次0.5毫克,口服。如果疼痛仍不止,1小时后,可以再给1次。

(3)感冒头痛,可以用对乙酰氨基酚,每次0.25～0.5克,每日3次。同时与中药配合治感冒。

4. 营养与饮食疗法

(1)外感风寒头痛,可以吃姜、葱发汗。

(2)神经性痛,可以口服维生素B_1、维生素B_{12}与胆碱,以促进康复。

(3)色氨酸有防治偏头痛作用,应当多吃富含色氨酸的食物,如:脱脂奶酪、牛奶、肉类、花生、鱼类、大豆制品、芝麻等。

杏仁 1 份,大米 10 份煮粥喝,治风虚痛。

5. 禁忌与注意事项

如果因为外感风寒而引起了头痛,就不要吃冰制品,冰箱藏品,甚至一般寒凉类水果都应当在禁吃之列;如果是细菌感染引起的发热头痛,寒凉类食物都可以吃。

九、眩 晕

(一)疾病特点简介

这是一种突然眩晕或昏倒的疾病,分真眩晕与假眩晕两种。真眩晕的症状主要有:周围与自身旋转感,站立不稳,呕吐或昏倒;一般眩晕,或头晕,或站立不稳,但无旋转感。中西医对此病的认识基本一致。病因主要有梅尼埃病、中耳炎、中毒、高血压、失水、失血、神经功能紊乱、脑血管病、心肺衰竭、重度感染、高热、中暑等。此节重点讨论与耳有关的眩晕症的治疗。耳源性眩晕主要有如下的特点:一是有眩晕、耳聋、耳鸣三症并存的特点;二是听力呈波动状态。

(二)治疗

1. 偏方、验方、秘方疗法

(1)天麻、川芎各等量,混合研成细面,用熟蜂蜜作成软膏,每次吃栗子大小一块。主治梅尼埃病效果很好(《普济方》)。

(2)香白芷洗净晒干,研成细末。另外,用锅烘蜂蜜,使之达到100℃。用此蜂蜜调和白芷细面,做成大栗子大小的蜜丸,然后用蜡纸包好备用。早晚各服 1 丸,用茶水送下。主治梅尼埃病(《本

(3)苍耳子,每次9克,用水煮沸15分钟,除去药渣,服药汁每日2次。治诸晕(《本草纲目》)。

(4)采四月菊苗适量,阴干,研成细末,每次用酒送服12克,每日2次。主治高血压与神经性眩晕(《本草纲目》)。

(5)天南星、半夏、天麻各等量,制成细面,用面粉糊制成梧桐子大小的药丸,每次40粒,用水煮10分钟,然后水与药一起服下。主治脑内疾病引起的眩晕;治风痰眩晕,每日2次(《本草纲目》)。

(6)失血引起眩晕,可用当归与川芎各9克,水煮20分钟,去渣服药汁,每日2次(《本草纲目》)。

(7)治上盛下虚眩晕方:辛夷30克,制成细末,每次5克,每日2次,用温酒送服。

(8)治眩晕如站船上欲倒方:槐树子15克,放在口中咀嚼,并缓缓咽下。

(9)治湿热眩晕方:大黄15克,制成细末,每次4克,用凉酒送服。

(10)治旋转目眩欲吐方:竹沥(竹油)60毫升,用开水冲服;4小时内未愈,再服1剂。

2. 非药物疗法

突然晕倒,或因高热晕昏了,用针刺方法救治,效果极好。主要穴位有安眠、内关、百会、风池。

3. 现代医疗方法

镇静药、止吐药或抗胆碱类药物。肌内注射:东莨菪碱0.3毫克,阿托品0.5毫克;茶苯海明50毫克。对那些发病较轻者,可以选服以下药物中的一种:氯丙嗪50毫克,苯巴比妥15~30毫克,地西泮2.5毫克。

4. 营养与饮食疗法

(1)少饮水。

第三章 神经系统疾病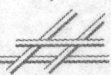

(2)口服维生素 B_1、维生素 B_6、维生素 B_3 和维生素 PP,可以预防或减轻症状。

(3)多吃一些偏阴性饮食,如小米、荞麦面、黄瓜、芹菜、菠菜、冬瓜、土豆、茄子、西瓜、甜瓜等。

5.禁忌与注意事项

(1)少吃盐。

(2)有眩晕症者,外出不可单行,不要到有危险的地方去。

(3)平时要以清淡食物为主,少吃肉、油及动物内脏,以免滋生湿痰而生风。

十、肾虚性耳聋

(一)疾病特点简介

中医学认为肾虚可以引起耳聋。肾虚分肾阳虚与肾阴虚。肾阳虚主要特征为:怕冷,手脚偏凉,大便稀溏,腰腿酸软,阳痿,脉搏缓慢,血压偏低;阴虚的主要特征为:手心与脚心烦热,怕热,面色偏红,盗汗,头晕目眩,牙齿松动,遗精等。治疗这类耳聋,以补肾为主。阴虚补阴,阳虚补阳,也要减少性生活频率。

(二)治疗

偏方、验方、秘方疗法

(1)每日嚼服枸杞子 20 克。治疗肾阴虚引起的耳聋(《本草纲目》)。

(2)鸡蛋用醋调和炒吃,每次 1 个鸡蛋,每日 1 次。治疗肾虚耳聋。

(3)花椒、巴豆、石菖蒲、松脂各等份。用水煮 30 分钟后去渣,留药汁;再将药汁煮熬浓稠一些;然后用干净棉花,蘸药水,塞入耳内,每日一换。治疗肾虚耳聋有特效(《本草纲目》)。

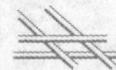

(4)磁石12克,用水煮40分钟后,把水滗出来,用此水煮猪肾汤服,每日2次。主治老年性耳聋(《本草纲目》)。

(5)磁石12克,白术10克,用水煮30分钟后,滗出药汁。用此药汁煮1个羊肾吃,2日1次。主治肾阳虚耳聋(《本草纲目》)。

(6)鹿角胶,每日4克,1次服下。治肾阳虚耳聋。

(7)治肾虚性耳聋方1:细辛1克,研成极细末,用热溶的蜡液2毫升把药面制成绿豆大药粒,包裹一层纱布塞入耳道。

(8)治肾虚性耳聋方2:鹿茸20克,制成细面,每次服2克,每日2次。

(9)治耳卒聋方:茯苓6克,黄蜡6克。把2药放在口中不停咀嚼,直用至感到听力改善为止。

十一、阴虚内热(虚热)

(一)疾病特点简介

阴虚内热的主要特征为:手足心热、午后潮热、消瘦、盗汗、口干咽燥、小便短赤、大便干少、舌质偏红、脉快而弱、遗精或性欲亢进等。西医认为本证属于亚健康或自主神经紊乱,以及肺结核、糖尿病、尿崩症、红斑狼疮等。

(二)治疗

1.偏方、验方、秘方疗法

(1)天天饮用煮河水。在煮河水期间,不断用水舀子扬水几千遍。久饮用此水,阴虚便会自愈(《本草纲目》)。

(2)青蒿煮水,天天饮用。每天采来青蒿1 000克,用3 000毫升水,煮8~12分钟,滗出水存用,每天饮500~1 000毫升。主治肺结核引起的阴虚内热(《本草纲目》)。

(3)六味地黄丸,是治疗此病的主要中成药。

第三章 神经系统疾病

(4)长期饮用荞麦皮煮出来的水。荞麦皮1 000克,加水3 000毫升,煮10分钟,滗出水饮用。

(5)中药沙参、麦门冬、天门冬、石斛、百合、玉竹、黄精、芝麻、女贞子、旱莲草、桑寄生、黑芝麻、龟版、鳖甲、芦荟等都有治疗阴虚内热的作用。每味可以单用,也可以用于复方中。

(6)治虚劳性发热方:人参4克,柴胡9克,大枣2枚,同放入150毫升水里煎煮,煮剩80毫升时,滗出药汁,分2次1日内服完。

(7)治虚劳五心烦热方:胡黄连60克,制成细末,每次服3克,每日2次。

(8)治五心烦热方:鲜地黄榨汁,每次饮用40毫升,每日2次,用凉开水送服。

(9)治下焦虚热方:地骨皮100克,制成细面,每次服4克,每日2次。

2. 非药物疗法

(1)练养阴健身功:

每天在下午3～11时练功。虚热重者,必须在下午5～7时练功。其练法如下:在练功前的1小时之内,不准做剧烈活动,也不宜看情节激烈的影视节目。但是可以看理论之类书籍。在练功十分钟前,在地上走猫步,高抬足,轻落步,走动无声。走10分钟后,轻松地坐卧在床上,不准闭眼,眼裂留一条细缝,虚虚地看着对面的墙面3分钟后,意念收回身中,搞全身放松,放松是此功的主要内容。开始从头、面部放松。用意念检查放松情况,待口、面等部位肌肉,完全放松之后,再检查双肩、上、下臂及双手;待臂与手完全放松之后,再检查胸腹、腰背的放松情况;待这些部位肌肉完全放松之后,再向下检查臀部、大腿、小腿和脚。待这些部位肌肉完全放松之时,头、面部肌肉又开始紧缩了。于是,又开始了第二轮的全身肌肉放松检查,仍然是按着前一轮检查顺序。头、颈、肩、臂、手、前胸后背、腹、腰、臀、大腿、小腿、脚。第二轮检查完了,全身肌肉又绷紧了;于是又要开始第三轮的放松检查。如此,反反复复练功40～60分钟。然后收功,搓搓脸,再喝一小杯凉开水。天天如此练功,轻者一、二个月病即痊愈;重者三、五个月痊愈。特别应当注意的是,当全身虚热症状基本好了之后,要及时停止这种功,以免引发阳虚病。

(2)调节情绪,少争名利、得失、荣辱、对错,多舍少得、清心寡欲、淡泊一切。只要能做到一半,此病也会不治自愈。

3. 现代医疗方法

(1)此类疾病基本都有失眠、烦躁、虚热及某些慢性炎症。失眠和烦躁可以给助眠、催眠镇静药,如,地西泮每次5～10毫克,每日3次,口服;或苯巴比妥,每次30毫克,每日3次,口服。

(2)如有慢性炎症、肺结核、糖尿病等原发病,应当另行对症治疗。

4. 营养与饮食疗法

本病为消耗性疾病应及时补充营养。

(1)适量补充维生素 B_1、维生素 B_2、维生素 B_{12}、维生素 B_6、维生素 C 及钙、锌等。

(2)饮食物中含维生素 B_1 多的食物有玉米、薏米、绿豆、紫菜、猪肉、猪肝、稻米等;维生素 B_2 含量高的食物主要有玉米、小米、黄豆、绿豆、蘑菇、肝、鳝鱼、蛋等;维生素 PP 和维生素 B_{12} 含量高的食物主要有谷类、肉类、花生、豆类等;维生素 C 含量高的食物主要有白菜、菠菜、黄瓜、苦瓜、橙、苋菜等。

5. 禁忌与注意事项

(1)忌生气、着急、熬夜、过劳。

(2)忌吃一切辣味及各种中药的热性补药。

(3)忌用兴奋类药。

第四章 泌尿与生殖系统疾病

一、排尿困难

(一)疾病特点简介

中医学叫"癃闭",或叫尿潴留。病因是肾脏滤尿功能缺失,或因前列腺肥大压迫,或因结石堵塞,或因肿物及炎症压迫,致使排尿困难,甚至完全排不出尿。最好早去医院查明原因。

(二)治疗

1. 偏方、验方、秘方疗法

(1)干蟋蟀研成末,每次 2 克,每日 2 次,用苦瓜汤送服。"治小便不通、胀急"(《本草纲目》)。

(2)滑石研成末,每次 40 克,用白开水冲服。滑石为"排(结)石要药"(《本草纲目》)。

(3)大葱、食盐各等量,捣烂,贴肚脐;或者葱、食盐、豆豉、姜各等量,捣烂贴肚脐;或灸 7 炷(《本草纲目》)。

(4)大蒜、食盐各等量,捣烂贴肚脐;或蒜、食盐、栀子各等量,捣烂贴肚脐。另灸 7 炷。"百药无效,可用此法"(《本草纲目》)。

(5)牛膝 30 克,用水煮,分 2 次服,1 日服完。"治小便不通,尿路疼痛欲死"(《本草纲目》)。

(6)海金沙 15 克,茶末 30 克,用水煮,分 2 次服,1 日服完。治小便不通(《本草纲目》)。

(7)白颈蚯蚓 20 克,生茴香 60 克,捣烂榨汁服,每日 2 次(《朱集验方》)。

(8)田螺 1 个,食盐 1 克,捣烂贴肚脐。

(9)老年人尿路不通。用大蒜 1 头,黄栀子 6 克,食盐 1 克,放在一起捣烂,做成小饼,敷在肚脐上,大致"4小时,小便可通"。

(10) 治排尿不畅方:云母100克,制成极细药面,每次8克,温开水送服,每日2次。

(11) 治小腹胀满,小便困难方:雄黄(极细粉面)2克,蜂蜜3克,二者糅合成膏,搓成细条,将其插入尿道半寸。其后任其排出。

(12) 治小便淋漓不畅方:紫草100克,制成细末,早晚各4克,用凉开水送服。

(13) 治小便艰难方:秦艽9克,加水300毫升煎煮,煮剩150毫升水时,滤出药汁,分2次当日服完。

(14) 治小便不通方:鲜车前草200克,加水800毫升煎煮,煮剩400毫升时,滗出药汁,分2次当日服完。

2. 非药物疗法

(1) 针刺:①内关、人中、归来、中极等穴(以泻法为主)。②膀胱与尿道炎:刺三阴交、阳陵泉、复溜、中极、归来、膀胱俞等穴(以泻为主)。③结石堵塞:刺横骨、夹脊、次髎穴。

(2) 拍打法:在膀胱部位前、后各拍打300次,每日2次。

3. 现代医疗方法

(1) 结石:碎石或手术。

(2) 炎症:①吡哌酸每次0.5克,每日3次,口服。②氟哌酸成人每日量400~800毫克,分4次服。③呋喃妥因每次0.1克,每日3次,口服。

4. 营养与饮食疗法

(1) 饮食中,有许多既有清热作用,又有利尿作用的食物,如绿豆、黑大豆、黄大豆、苋菜、莴苣菜、竹笋、菜瓜、黄瓜、水芹菜、生菜、梨、甘蔗等,可以多吃。

(2) 应当增加维生素C、维生素B_5、锌等有抗感染作用的营养摄入;应多吃绿叶菜、豆类、蛋类、乳类、海鱼、全麦面包、牡蛎、芝麻、栗子等。

(3)维生素B_6对结石有辅助治疗作用。

5.禁忌与注意事项

应及时到医院彻底检查,排除一些不可逆性病因后,再用药物治疗。

二、下尿道炎

(一)疾病特点简介

膀胱及以下的尿道被细菌感染之后,主要表现为:尿频、尿急和尿痛,以及夜间多尿;也可能有血尿,有时疼痛,向下腹部和腰部放散,绝大多数发现时已是慢性了,反复急性发作。

(二)治疗

1.偏方、验方、秘方疗法

(1)新鲜黄檗树的黄皮(干皮也可,量减半)60克,加水500毫升,煮剩200毫升时,滗出水,1次服完,每日2次。治疗尿道炎(《本草纲目》)。

(2)川牛膝30克,加水200毫升,慢火煮剩100毫升,除去药渣,1次服完,每日2次。治尿道炎。

(3)皂角刺30克,甘草30克,加水200毫升,煮剩100毫升时,滗出药汁,1次服下,每日2次,效果不错(《本草纲目》)。

(4)海金沙9克,甘草3克,加水250毫升,煮剩150毫升水时,滗出药汁,1次服完,每日2次。治尿痛尿急(《本草纲目》)。

(5)新鲜大蓟根(马蓟)30克,用水煮15分钟,药与水一起服下,每日2次。治尿急尿痛(《本草纲目》)。

(6)葱白3根,食盐3克,生姜5克,鲜豆豉10克,混合捣烂,敷肚脐《本草纲目》。

2.非药物疗法

(1)拍打法。双掌拍打耻骨联合处及尾骨部位,每日早晚各1

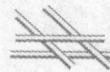

次,每次拍打300下。

(2)捂法。睡觉时,用一手掌捂在耻骨联合处(小腹与会阴之间)。

(3)针刺。取三阴交、阳陵泉、复溜、归来、膀胱俞等穴。

(4)每次小便,要从从容容,切忌不可急急忙忙,全部尿完,仍然要全身放松,站立3分钟,心里臆想还在排尿,每次小便都能这样做,如果没有意外情绪波动,就能控制住病情。

3. 现代医疗方法

(1)头孢曲松钠(菌必治),每日1次,每次1克,肌内或静脉注射主治淋菌性感染。

(2)大观霉素(淋必治)每次2克(用0.9%苯甲醇溶液稀释)深部肌内注射,每日注射1次。主治淋病。

(3)多西霉素(强力霉素)首次0.2克,以后每次0.1克,每日1~2次,口服。

(4)氟哌酸每日400~800毫克,分3~4次服。

(5)复方新诺明首次2克,以后每次1克,每日2次服。

4. 营养与饮食疗法

(1)应当均衡的增加营养。

(2)可以长期口服维生素C,以增强抗病能力。维生素C每次0.1~0.25克,每日3次。

(3)在发作期间,饮食以偏凉性为主,如小米、荞麦、茄子、土豆、猪肉、鸭肉、兔肉、香蕉等。

5. 禁忌与注意事项

不可吃刺激性食物。

三、夜尿与尿频

(一)疾病特点简介

倘若小便次数多,并且清白,多属于肾阳虚(即民间说的肾寒)。有时还有排尿灼痛现象,多是由于细菌感染的炎症;如果小便次数多,喝的多,吃的多,可能是糖尿病;小便次数多,尿量少,又有尿痛症状,多是淋病(即性病的一种)。应该重视的问题是,不论哪种情况,如果有条件(或创造条件)要到医院,进行必要的检查。夜尿症(尿床、尿炕)多因下焦虚冷,多吃冷食、寒果而引发的。

(二)治疗

1. 偏方、验方、秘方疗法

(1)茯苓、茯神、益智仁各等量,制成细面,每次3克,每日2次。主治遗尿症(《本草纲目》)。

(2)益智仁24粒,研成细面,加1克食盐,1次服下,每日2次。治遗尿(尿炕)(《本草纲目》)。

(3)治肾阳虚尿频,用补骨脂、茴香(八角茴香)各15克,加水200毫升,煮30分钟,服药汁,每日2次(《普济方》)。

(4)每天吃白果14个,直到小便恢复正常为止。治小儿尿床(《本草纲目》)。

(5)每天睡觉前嚼吃核桃仁40克左右,用暖酒送服。治尿频(《本草纲目》)。

(6)牡丹皮制成细面,每次9克,用水送服,每日2次。治尿道炎《本草纲目》。

(7)枸杞子每次生嚼服9克,每日2次。主治老年人尿频,可补肾阴(《本草纲目》)。

(8)治尿频方:补骨脂300克,用白酒浸泡后捞出,上笼屉蒸30分钟;茴香300克,加入食盐3克用火炒黄。2药混合研成粉,用米酒和药粉制成梧桐子大药粒,每次吃60粒,每日2次。

(9)治肾虚性小便频数方:羊胃100克,煮汤服,可加入作料,2日1次。

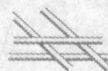

2. 非药物疗法

(1)每天快步走 2 次,每次 1 小时左右,或者做与此相同运动量的活动。主治肾阳虚尿频。

(2)前列腺或尿道炎引起的尿频,每天前拍耻骨联合处,后拍尾骨,前后各拍 600 次,分 2 次拍。

(3)针刺肾俞、膀胱俞、中极、关元、曲骨、内关、神门、三阴交等穴,以补法为主。

3. 现代医疗方法

(1)鉴别病因。不同的病因,采用不同的治疗方法。

(2)有炎症,用不同的消炎药(详见尿道炎的治疗)。

(3)前列腺增生和炎症。要解决前列腺炎问题。

(4)夜尿(尿床)用氯酯醒(遗尿丁)每次 0.1~0.2 克,每日 3 次,至少服 1 周。

4. 营养与饮食疗法

(1)由肾阳虚引起的夜尿和尿频,应该多吃温补之类饮食,如鸡、羊、狗、牛等肉,以及桂圆、荔枝;或吃偏温类食物,如萝卜、白菜、白面、糯米等。

慢性泌尿道感染,应当吃鸭肉、兔肉、驴肉、马肉、鸡蛋、乳品类等。

(2)补充维生素 C、维生素 E。

(3)补充钾、锌、钠。

5. 禁忌与注意事项

(1)对习惯性尿床小儿,要耐心教育,消除其尿床的心理障碍。

(2)白天不可过度疲劳,注意休息,夜里就不会睡得太沉了。

四、尿道结石

(一)疾病特点简介

肾脏内有结石形成,其症状因结石形状、大小及所在位置不同

第四章　泌尿与生殖系统疾病

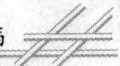

而异。结石滑出肾脏,从输尿管向下移动时,因为擦伤肾盂和输尿管,而引起血尿;向下移动时,由于阻塞输尿道,可以引发强烈的痉挛绞痛。疼痛剧烈时难以忍受,或蹲或坐或卧或翻滚,疼痛向膀胱、外生殖器方向放散,历时数分钟或数小时,一般不超过一昼夜,每次发作时间没有规律,发作时,常常伴有呕吐和出虚汗。

(二)治疗

1. 偏方、验方、秘方疗法

(1)核桃仁500克,入稻米煮粥,分数次服下(《崔元亮海上方》)。

(2)滑石每次30克,研细末,煮水服。李时珍说:"滑石,燥湿;分水道,降心火,为下淋之要药。"主治肾结石与尿道感染(《本草纲目》)。

(3)芒硝(研末)6克,大茴香6克,用水煮30分钟,服药汁,分2次服,1日服完。主治肾结石(《本草纲目》)。

(4)金钱草18~60克,用水煮10分钟,服药汁,分2次,1日服完。

(5)治砂石淋方1:牛膝12克,加水100毫升煎煮,煮剩60毫升时,滗出药汁顿服。

(6)治砂石淋方2:天花粉9克,加水100毫升煎煮,煮剩60毫升时,滗出药汁顿服。

2. 非药物疗法

(1)肾结石针刺三阴交、膀胱俞、中极、气海、横骨、关元等穴。以泻法为主。

(2)下尿道结石可用拍打方法。以两掌分别较重拍打耻骨与尾骨区域,每次拍打200~500下,直至疼痛消失为止。

3. 营养与饮食疗法

(1)油炸核桃仁,早晚各食60克。

(2)发作期,应当多食红小豆粥、小米粥、黑豆汁、冬瓜、葫芦等,有助于治疗。

(3)维生素 B_6 有利于防止草酸盐结成结石,啤酒酵母、鱼、肉、蛋中含量较多。也可以直接服维生素 B_6。

4. 禁忌与注意事项

(1)忌烟酒。

(2)在发作期间,忌吃辣味食品。

(3)发病期间,尽量不要急躁,排除对发作的恐惧心理。治疗无效,及时去医院就诊。

五、肾小球性肾炎

(一)疾病特点简介

肾小球肾炎常常由于呼吸道感染之后的变态反应而导致,以水肿、血尿、蛋白尿和高血压为主要表现。如果在上呼吸道感染之后,出现了高血压,脸部水肿及血尿,首先应当想到是否患了肾炎,有条件者应去医院检查。临床上,常伴有发热、腰痛、尿频、恶心及呕吐等。

(二)治疗

1. 偏方、验方、秘方疗法。

(1)鸡蛋1个,大黄末5克。把鸡蛋打个小孔,然后把大黄末装入鸡蛋内,用面封口,煮熟食用,每日1个。如果腹泻次数太多,可以2日1个。主治蛋白尿(《本草纲目》)。

(2)干益母草90~120克(或新鲜益母草180~240克)。用水煮,滗出药汁,1次服下,每日2次(《中国中医秘方大全》)。

(3)皂角刺10克,干榆树皮(或叶)30克。用水煮30分钟(如果用叶,20分钟后再下),滗出药汁,分2次服,每日1剂,直到水肿消失停药。

(4)败荷叶30克,苍耳子15克。用水煮30分钟(荷叶在水沸20分钟后下)去渣,饮药汁,每日2次。

(5)山羊奶每日500～1500毫升,分数次饮服。治慢性肾炎(《中国中医秘方大全》)。

(6)葶苈子细末,每次冲服5克,每日2次。治面部水肿及肾炎(《本草纲目》)。

(7)甘遂细末每次冲服1.5克,每日2次。治肾炎水肿(《本草纲目》)。

2. 非药物疗法

(1)针灸。针刺列缺、合谷、阳陵泉、肺俞、肾俞等穴。

(2)慢性肾炎要注意健身,增强抗病力;或每天步行5000～10000米。可以分2次走。

(3)每天早晚用中等力度各拍打肾区600～800次(部位在前后肋下缘区域)。

3. 现代医疗方法

(1)激素与免疫制剂的应用,必须遵医嘱。

(2)对症治疗。有水肿时,可用利尿类药;血压偏高时,可用降压药。并且要预防合并感染。

(3)如果发现电解质紊乱,要及时纠正。

4. 营养与饮食疗法

(1)给以丰富的营养

①维生素A、维生素B_6、维生素C等,可增强免疫功能和抗感染作用。

②维生素B_2、维生素B_6、锌等,都有防治肾炎的作用。

(2)多食用有降压作用的蔬菜,如芹菜、黄瓜、木耳等。

5. 禁忌与注意事项

(1)急性期应卧床休息,慢性期要加强锻炼。

(2) 预防感冒。

(3) 在某些感染性疾病后,一旦发现面部水肿,应当怀疑是此病,应及早确诊与治疗。

(4) 自疗效果不佳者,要设法去医院治疗。

六、遗精、滑精

(一) 疾病特点简介

指非性交活动时的排精。中医学认为遗精多由肾虚引起。治疗应以补肾为主。

(二) 治疗

1. 偏方、验方、秘方疗法

(1) 莲子 15 克,朱砂 2 克,共研成细末,每晚服 1 次,效果不错(《本草纲目》)。

(2) 猪心 1 个,切成薄片,但是必须一面相连,把经水飞过的朱砂面 2 克,分别塞在肉片之间,然后用白线捆好,用水煮熟,经常食用(《本草纲目》)。

(3) 苦参 90 克,白术 150 克,牡蛎 120 克。把 3 味药放在一起,研细末,再把一个公猪胃洗净后,用水煮烂,与药末混合捣烂,作成绿豆粒大小的药丸。每次饭后,用米汤送服 50 粒(《保参堂》)。

(4) 天雄 9 克,白术 240 克,桂枝 180 克,龙骨 90 克。以上 4 药混合研细末,每日早晚用米酒送服 3 克。主治遗精(《金匮要略》)。

(5) 乳香(拇指大)1 块,入睡前放在嘴里,不断咀嚼,半夜咽下 3~5 次,可以见效(《医林纂要》)。

(6) 菟丝子 150 克,白茯苓 90 克,石莲肉 60 克。以上 3 药放

第四章 泌尿与生殖系统疾病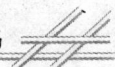

在一起,研细末,用米糊把药面做成梧桐子大小的丸粒,每次50粒,在饭前用盐水送下,每日2次(《本草纲目》)。

(7)每日食用山药(不论做法)90克左右,有益肾气,止泄精的功效(《本草纲目》)。

(8)固精强身方:狗脊60克,远志60克,茯神60克,当归60克。以上3药混合,研细末,用牛乳调和制成梧桐子大药粒,每次吃40粒,1日2次。

(9)止精壮阳方:钟乳石400克,制碎,放入白酒2 000毫升中浸泡5日后,每次饮50毫升,每日2次。

(10)治肾虚性遗精方:早稻米500克,枸杞子30克共蒸饭,当天吃完。

(11)治梦交泄精方:巴戟天100克,研细末,每次5克,每日2次,可以常服。

(12)治思虑伤心梦泄方:菟丝子60克,茯苓60克。以上2药研细末,每次4克,每日2次,口服。

2. 非药物疗法

(1)每日散步2次,每次5 000米左右,脚步稍快一些。体健精自固。

(2)针灸。

①精关不固。刺命门、气海、志室、三阴交、肾俞、关元、足三里等穴,以补为主。

②心肾不交。针心俞、肾俞、命门、气海、关元、归来、三阴交、内关、神门等穴。

(3)每天用手掌重击尾骨部位200次。

(4)养阴固精功。每天下午5～7点,首先在地上静站,做细、匀、长呼吸36次,然后轻松地爬上床,倒在床上,这一系列动作,尽量不发出一点声音,全身放松,思想集中在小腹最下部位。用意念的方法,想从两腿骨中,向上行走两股冷气。这股冷气,随着吸气,吸入小腹内,并且停留在小腹中。如此反复做,意念愈轻愈好,一直做30～60分钟,1～2个月内见效。

3. 营养与饮食疗法

(1)加强营养,尽量选用高蛋白、高维生素、高锌、高钾的食物。

(2)凡是虚热型遗精,都要多吃养阴及偏凉类饮食,如小米、荞麦、木耳、蘑菇、竹笋、蛋、乳、豆制品之类。

每日食用1次山药大米粥有治肾虚性遗精作用(山药块与大米的比例为1∶2)。

4. 禁忌与注意事项

(1)倘若有手淫习惯,一定要改掉。

(2)加强精神调养,丰富文娱生活。

(3)节制性生活。

(4)睡前用温水洗脚,以侧卧位睡眠。

(5)睡前半小时,做轻松活动,如散步,做体操等。

七、阳　痿

(一)疾病特点简介

男性尚未到性功能减退的年龄,却出现了阴茎不能勃起,或勃起无力,或不持久,都属阳痿范畴。主要原因有内分泌障碍,性生活过频,或精神压抑及自主神经功能紊乱。除了上述表现外,常伴有腰酸、滑精、四肢发凉等症状。中医学认为,多属于肾阳虚所致,少数肾阴虚也可能发生阳痿症状。

(二)治疗

1. 偏方、验方、秘方疗法

(1)属于命门火衰,虚寒滑精者,用右归丸,早晚各服1丸;或金匮肾气丸,早晚各服1丸。

(2)属于心脾虚、心悸失眠范围者,用归脾丸,早晚各服1丸。

(3)属于肾阴虚者,用六味地黄丸,早晚各服1丸。

(4)磁石粉2 500克,用低度白酒5 000毫升泡27日,每日服60毫升。主治肾阳虚阳痿(《千金方》)。

(5)蛇床子、菟丝子、五味子各等份。共研细末,用熟热蜜混合均匀,做成栗子大蜜丸,早晚各服1丸。主治肾阳虚引起的阳痿(《千金方》)。

(6)新五味子500克,研细末,早晚各9克,用米酒送下。忌猪油、蒜、醋。主治阳虚性阳痿(《千金方》)。

(7)晚蚕蛾(除掉头、翅、足)1 000克,炒干后,研细末,用熟温蜜调和,制成大栗子状蜜丸,早晚各服1丸。主治肾阳虚性阳痿(《本草纲目》)。

(8)肉苁蓉、甘草、锁阳、何首乌、牛膝、仙茅、覆盆子、五味子、补骨脂等都有治疗阳痿的作用。

(9)治阳事不兴方:肉苁蓉400克,用白酒5 000毫升浸泡4日后,每次饮药酒40毫升,每日2次。

(10)治茎(阴茎)寒阴痿方:阳起石60克,研细末,每次3克,温酒送服,每日2次。

(11)补肾强精方:牛膝100克,研细末,每次4克,用米酒送服,每日2次。

(12)治阳痿方1:覆盆子300克,研细末,每次3克,用温酒送服,每日2次。

(13)治阳痿方2:黑米100克,羊肉40克,共煮羊肉粥,每日1次服用。

(14)治阳痿方3:山茱萸200克,研细末,每次5克,用米酒60毫升煮3分钟,药与酒同服,每日2次。

(15)暖丹田兴阳事方:补骨脂100克,研细末,核桃仁150克,蜂蜜50毫升。以上3物放在一起,捣成烂泥饼,上笼屉蒸30分钟,趁温,制成绿豆大药粒,每次服40粒,每日2次。

2. 非药物疗法

(1)每天早晨5~7点,做骑马蹲裆势的蹲功,意念守在脐下小腹内;意念跑了,再收回来。要守在小腹内不放,每次蹲30~60分钟。开始时,蹲势可以高一点,时间也可以少一些,逐渐增加力度和时间。但是,意念一定要守在小腹内;实在守不住,就意想在吸气时,把一股暖流吸进到小腹内(练到一定程度,阳痿就会痊愈)。但是,练到小腹发热不好受时,就必须停练,以免出偏差。在练此法期间,性生活每周不可多于1次。

(2)针灸。取穴命门、关元、中极、三阴交、水道、内关。命门穴用旋转补法;关元穴,用呼吸补法;三阴交穴,用捻转补法;内关穴,用提插泻法;水道穴,用呼吸补法。

(3)每天晚上睡觉,用手掌捂在耻骨联合处。

3. 营养与饮食疗法

(1)牛肉、羊肉、鸡肉、狗肉、桂圆、荔枝、芝麻、黑芝麻、黑大豆、栗子、核桃、芋头、韭菜、泥鳅等,都对阳痿有一定的治疗或辅助治疗作用。

(2)增加营养。

(3)应当长期服用维生素 B_1、维生素 C 及维生素 PP。

(4)每天吃山药500克,不拘泥吃法,有较好的补肾阳作用。

(5)核桃仁每日早晚各嚼服50克,有治疗阳痿作用。

4. 禁忌与注意事项

(1)要限制性生活频率。许多古代养生文献中,都有这方面记载。认为这种病人的性生活频率:20~30岁者,每周2次;30~40岁者,每周1次;40~50岁者,每10日1次;50~60岁者,每月1次;60岁以上者每半年1次,或者一年1次。

(2)属于肾阳虚范围,不可吃寒凉类饮食,如冰制品,冰箱内食物,梨、香蕉、西瓜、鲜枣、茄子、土豆、菠菜、芹菜等。

八、慢性前列腺炎

(一)疾病特点简介

慢性前列腺炎是中老年男性常见疾病,是由细菌感染引起的。主要表现为:尿频、尿急、尿道疼痛,排完尿常有白色黏液从尿道中滴出,疼痛常向会阴、耻骨、骶骨、睾丸、阴茎放散。绝大部分都有阳痿早泄,常有失眠、健忘、多梦、头晕等症状。前列腺炎症常与尿道炎、精囊炎、附睾炎同时并存。此病的发生,常与嗜酒、骑车和手淫相关。

(二)治疗

1. 偏方、验方、秘方疗法

(1)白芷、萆薢各30克,甘草10克,水1 500毫升。用水煮20分钟,待水温降至50 ℃时,坐入盆内,小腹下部没入水中。并设法把水温大致固定在50 ℃左右,每次坐半小时。主治前列腺炎。

(2)大黄90克,加水500毫升,小火煮20分钟,把水倒入瓷盆中,熏会阴部,待水温下降时,再用此水洗会阴。主治前列腺炎。

(3)萆草30克,加水煮20分钟,滗出药汁,加醋50毫升,1次饮用,每日2次。主治前列腺炎(《本草纲目》)。

(4)稻草500克,水1 500毫升,煮40分钟。然后捞出稻草,再把药汁煮剩500毫升,每日分2次服完。主治前列腺炎(《本草纲目》)。

(5)采嫩柳树叶,煮10分钟之后,捞出晒干,再与茶叶等量混合,开水浸泡,常饮用。主治慢性前列腺炎(《本草纲目》)。

(6)菟丝子、茯苓、麦门冬各9克,用水煮30分钟,滗出药汁,每日分2次服完(《本草纲目》)。

2. 非药物疗法

（1）针灸。选穴：中极、曲骨、秩边透水道。秩边透水道，采用直刺深透；曲骨与中极，直刺3寸，用捻转补法。

（2）拍疗。精神集中，虚站，全身放松，双掌借臂用中等力度不断拍打前耻骨与后骶骨，早晚各拍300次。

（3）每天睡觉时一只手掌放在耻骨联合处。

（4）每天用较快行进的速度散步2次，早晚各1次，每次40～60分钟。

（5）患病期间减少性生活次数，一则防止细菌感染妻子；二则有利于康复。

3. 现代医疗方法

（1）呋喃妥因每次0.1克，每日3次，口服。

（2）吡哌酸每次0.5克，每日3次，口服。

（3）诺氟沙星每日400～800毫克，分3～4次服。

（4）按摩疗法。病人俯卧，光脚踩揉骶骨20分钟。

4. 营养与饮食疗法

（1）多吃豆制品、乳制品、蛋类、猪瘦肉及蔬菜。

（2）口服维生素A、维生素C，以增强免疫功能和抗感染能力。

（3）加强饮食营养。

5. 禁忌与注意事项

（1）忌吃一切辣味食物及桃、杏、茴香、香菜、蒜薹等助细菌感染之类的食物。

（2）预防风、寒、湿、热侵袭。

九、前列腺增生

（一）疾病特点简介

前列腺增生又叫前列腺肥大，是老年男性常见疾病。由于前列腺肥大压迫尿道,引发下尿道部分堵塞或完全性阻塞而致尿潴留及继发感染。主要特征:排尿不畅进行性加重。早期症状有尿频、夜间尿多,逐渐就变成排尿困难,排尿无力,或者排尿时,淋漓不净;重者,基本完全堵塞或尿失禁。

(二)治疗

1. 偏方、验方、秘方疗法

(1)生黄芪 100 克,滑石 30 克,琥珀细末 30 克。先将滑石和黄芪用水煮 2 次,把 2 次药汁合到一起。再将琥珀细末,加进药汁里,充分混合后,每日分 2 次服。15 日为 1 个疗程,效果很好(《中国中医秘方大全》)。

(2)棕树皮,烧焦后研成细末,早晚各服 10 克。主治前列腺增生《本草纲目》。

(3)白芷、萆薢各 40 克,甘草 15 克,加水 3 000～4 000 毫升煮沸 20 分钟后,待水温降到 50 ℃时,浸泡臀部,坐 30 分钟。主治前列腺炎与肥大(《本草纲目》)。

(4)独头大蒜 1 头,食盐 1 克,栀子 10 克,一起捣烂后,贴在肚脐上。治前列腺肥大(《本草纲目》)。

(5)治老年小便不畅方 1:仙茅 300 克,研末,用白开水调和制成梧桐子大药粒,每次服 40 粒,每日 2 次。

(6)治老年小便不畅方 2:粒盐 100 克,用锅炒黄,用白酒调成糊,敷在肚脐上。

(7)治老年遗尿方 1:草乌头 30 克,用童尿 50 毫升浸泡 7 日,除去尿液,加入食盐 3 克,用锅炒黄,研末,用米酒调和制成梧桐子大药粒,每次服 20 粒,每日 2 次,15 日为 1 个疗程。

(8)治老年遗尿方 2:狗脊(金毛狗)200 克,制成药粉,每次 4 克,用米汤送服,每日 2 次,15 日为 1 个疗程。

(9)治老年小便淋漓方:鲜菟丝子 100 克,捣烂榨汁,分 2 次服

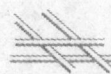

完,每日1剂。

2. 非药物疗法

(1)针灸:针刺三阴交、膀胱俞、气海、横骨、关元、水道穴。

(2)重力拍打疗法:双掌前后川力拍打耻骨与骶骨处,早晚各300次。

(3)每次排尿时,身心完全放松,在排尿完时,再宁心静气的站两分钟,一者,使尿尽量排尽,二者,用意想的方法,仍在排尿。天天如此,2个月后,症状会好转,并且一天比一天好。

3. 现代医疗方法

控制前列腺增生。保列治口服每次5毫克,每日1次,6个月后观察疗效。普乐安口服,每次3~4片,每日3次。

4. 营养与饮食疗法

(1)口服维生素A、维生素C,长期服用。

(2)锌有调节睾丸酮作用,对前列腺增生有治疗作用。

(3)平时要加强饮食营养。

5. 禁忌与注意事项

(1)培养豁达大度胸怀,减少心理负担。

(2)每次小便要克服惧怕心理,愈怕愈排不出来。

十、尿 闭

(一)疾病特点简介

这是一种排尿不畅,排尿困难的疾病。病人憋尿很痛苦,但是又排不出来;严重者,下腹胀痛,坐卧不安。小腹下部可以摸到膨胀的膀胱。患此病主要原因有:神经紧张、前列腺肥大、手术或创伤、尿道炎症及尿路结石等。此病属于中医学的"癃闭"范畴。大致有湿热与肾阳虚两类。

(二)治疗

1. 偏方、验方、秘方疗法

(1)白颈蚯蚓、茴香各等份,捣碎榨汁,饮之即愈。每次饮 12 毫升,每日 2 次(《朱集验方》)。

(2)生田螺 1 个,食盐 1 克,混合捣烂,敷在肚脐下 4 厘米处,效果好(《类编》)。

(3)蝼蛄焙干,研末,每次 6 克,用苦瓜汤送下。治小便不通胀急(《本草纲目》)。

(4)葎草(鲜)榨汁,每次服 60 毫升,尿下如豆汁。治尿闭(《本草纲目》)。

(5)芒硝 30 克,茴香(干菜)60 克,混合研成细末,每次服 6 克。治小便不通(《本草纲目》)。

(6)菝葜,研成细末,每次服 8 克,每日 2 次。同时用地榆煮浓汤洗腰(《本草纲目》)。

(7)把莴苣捣烂,敷在肚脐上(或耻骨联合部位)。治小便不通(《本草纲目》)。

(8)治小便不通方:鲜车前子榨汁 150 毫升,滑石粉 100 克。用鲜车前草所榨的汁把滑石粉调成稠糊,贴敷到肚脐上。

(9)小儿小便不通方:苦楝子 10 克,延胡索 10 克。2 药混合制成粉,每次 1.5 克,用奶水送服。

(10)治尿闭方:鲜车前草 300 克,加水 1 000 毫升煎煮,煮剩 500 毫升时,滗出药汁顿服。

2. 非药物疗法

(1)暗示通尿法:对于那些因为神经紧张因素而导致排尿困难病例,有很好的效果。其方法如下:用某些事物转移思路;或用流水声音诱导排尿;或做虚静功:全身彻底放松,自然会心无杂念,而入静态。达到静态,小便闭塞症状便会自行解除。

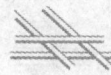

(2)把食盐用锅炒热,趁热装袋,放在耻骨联合处上热敷,每日1次。

3. 现代医疗方法

(1)坦舒洛辛每次 0.2 毫克,每日 1 次,口服。有缓解前列腺压迫尿道的作用。

(2)治疗泌尿道炎症

①吡哌酸每次 0.5 克,每日 3 次,口服。

②诺氟沙星每日 400~800 毫克,分 3 次服。

③阿莫西林每日 1~4 克,分 3~4 次服。

(3)如果是外科问题,需外科解决。

4. 营养与饮食疗法

(1)钾、钙与维生素 pp 有辅助治疗作用。

(2)阴虚内热型(怕热喜凉,五心烦热等)要多食偏阴凉类食物;肾阳虚型的前列腺病(如怕冷喜热,四肢偏凉等)应多食偏阳热的食物,如牛肉、羊肉、鸡肉、狗肉、荔枝、桂圆等。水芹菜、苋菜、马齿苋、莴苣等,通过烹制,天天食用,有通滞利窍作用。

5. 禁忌与注意事项

(1)消除一切原因的精神负担与紧张。

(2)不吃辛辣等食物。

十一、膀 胱 炎

(一)疾病特点简介

膀胱炎是指膀胱的细菌感染,中西医均分急慢两型。主要表现为尿频,尿急与排尿时感到尿路灼痛感。严重时,可能发热。急性发作时,症状重;慢性期,症状较轻。

(二)治疗

1. 偏方、验方、秘方疗法

(1)鲜牛膝根、叶各30克,放入米酒100毫升中,煮5分钟后服药酒,每日2次。主治小便急痛(《本草纲目》)。

(2)牛蒡子9克,生地黄24克,研成细末,用蜜煎后服用,每日2次(《本草纲目》)。

(3)蒲公英30克(鲜蒲公英用100克),用水煮10分钟,取汁服,每日2次(《本草纲目》)。

(4)海金沙9克,绿茶6克,用醋煮15分钟,把药醋1次服下,每日2次(《本草纲目》)。

(5)甘草4克,延胡索9克,苦楝子6克。3药混合研成细末,加酒煮5分钟,取酒与药一起服下,每日2次。主治排尿灼痛。

2. 非药物疗法

(1)针刺膀胱俞、关元、三阴交、太溪等穴。

(2)拍打疗法,每次拍耻骨联合,前后各300下,每日2次。主治慢性尿道炎。拍打不要用力过大。

3. 现代医疗方法

(1)吡哌酸每次0.5克,每日3次,口服。

(2)诺氟沙星每次200毫克,每日3次,口服。

(3)氨苄青霉素,儿童每千克体重50~100毫克,分4次口服;成人每日2~6克。

(4)头孢苄氨(先锋霉素片)每日1~2克,分3~4次服。

(5)复方磺胺甲噁唑首次2克,以后每日2克,分2次服。

(6)环丙沙星(环丙氟哌酸)每次0.5克,每日2次,口服。

4. 营养与饮食疗法

(1)在尿道炎的慢性期,如果症见五心烦热,尿黄,怕热喜凉等,要多吃养阴类食物,如小米、荞麦面、苋菜、竹笋、冬瓜、木耳、紫菜、白木耳、黑芝麻等。

(2)要多吃维生素 C、维生素 E、钙、锌等含量多的食物。维生素 C 含量多的食物,主要有绿色蔬菜;维生素 E 含量高的食物,主要有各类种子、干果等;钙含量高的食物主要有海产品、豆制品、乳制品、蛋类等;锌含量高的食品主要有肝、海产品、蛋类。

5. 禁忌与注意事项

(1)不吃辣味食物及桃、杏;重者,不吃牛肉、羊肉、鸡肉、鱼肉、荔枝、桂圆等食物。

(2)养生功,忌在卯时练;病情严重者,11 点前不可练。

十二、尿 血

(一)疾病特点简介

血尿是泌尿系统疾病的一种症状。急性炎症、肿物、结石等都能引发尿血。

(二)治疗

1. 偏方、验方、秘方疗法

(1)白茅根 30 克,用水煮 30 分钟,除去药渣,药水 1 次服下,每日 2 次。

(2)新鲜的大蓟、小蓟(俗名刺菜)各 60 克,捣烂,榨出汁,1 次服下;或者加水 200 毫升煮 10 分钟,服药汁,每日 2 次。

(3)小蓟 30 克,藕节 9 克,水煮去渣,用药汁送服六味地黄丸 1 丸,每日 2 次。

(4)治小便带血方 1:蒲黄 200 克,制成细末,每次 5 克,用鲜地黄汁 60 毫升送服,每日 2 次。

(5)治小便带血方 2:莴苣 100 克,捣成烂泥,敷在肚脐上。

(6)治小便带血方 3:海螵蛸 100 克,生地黄 100 克,2 药混合研末,每次 5 克,每日 2 次。

(7)治小便带血方 4:鲜茄叶 90 克,加水 300 毫升煎煮,煮沸 10 分钟,滗出茄叶汁,顿服。

(8)治小便带血方 5:鲜地黄榨汁 30 毫升,鲜姜榨汁 20 毫升,2 药合一,顿服,每日 2 次。

(9)治小儿尿血方:升麻 9 克,加水 100 毫升煎煮,煮剩 60 毫升时,滗出升麻汁,每日分 2 次服。

2. 非药物疗法

(1)针刺膀胱俞、中极、三阴交、阴陵泉等穴(用补法)。

(2)用冰袋冷敷在耻骨联合上。

3. 现代医疗方法

(1)如果有炎症,应给以消炎药。如呋喃妥因、吡哌酸、诺氟沙星、环丙沙星、青霉素等。用法遵医嘱。

(2)可以用卡巴克洛、仙鹤草素等止血药。

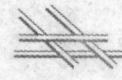

第五章　五官科疾病

一、牙本质过敏

(一)疾病特点简介

牙齿过敏,基本都是发生在牙齿已经生病的情况下,或齿髓半露,或龋齿初成,或已有蛀洞。在这些情况下,吃过酸、过甜、过凉、过热、过辣等食物,就会感到不适或疼痛。

(二)治疗

1. 偏方、验方、秘方疗法

(1)空口细嚼核桃仁。

(2)用碘酊涂过敏牙齿。

(3)香附、生姜、食盐各等量,研成细末,天天用此药抹擦病牙(《本草纲目》)。

2. 非药物疗法

(1)叩齿健齿法,有固牙脱敏作用,每回叩齿300下,每日1次。

(2)小便时咬紧牙。如果每次排尿先咬紧牙,就不容易生牙病。民间有一句俗语:"大便不用力,小便咬紧牙。"大便不用力,防治痔疮;小便咬紧牙,防治牙病。

(3)经常按摩下关与颊车两个穴位。

3. 现代医疗方法

找出病牙,或修补,或戴套,对症治疗,由牙医处理。

4. 营养与饮食疗法

(1)多吃维生素D与钙。

(2)中老年人吃东西,不要忽冷忽热、过甜、过酸。可选用防过敏牙膏刷牙。

5. 禁忌与注意事项

（1）少吃或不吃甜食,更不要把糖块久久含在口内。糖块在口中多停留一些时间,牙齿就多受一点侵蚀。

（2）一旦吃了甜食,吃后马上漱口,或者刷牙,清除糖渣。

（3）有过敏情况发生,及时找牙医检查,可以早发现,趁轻治疗。

（4）每天早晚各刷牙1次。

（5）舌、咽、牙有炎症,疼痛,不要用含糖的含片。

二、鼻出血紧急救治

（一）疾病特点简介

这是一种鼻腔内出血的病。引起鼻出血的主要原因有：鼻内炎症、鼻碰伤、擤鼻子压力大或血液病；血液凝血机制障碍引发的鼻出血可能会引发大出血,甚至休克。中医学根据出血轻重,把此病分成两种。轻者,叫鼻出血,重者,叫鼻洪。鼻洪病,大致相当于凝血机制障碍引发的大出血。

（二）治疗

1. 偏方、验方、秘方治法

（1）枯矾末吹入鼻腔内（《本草纲目》）。

（2）新棉蘸葱汁（最好是消毒的脱脂棉）塞入鼻腔（《本草纲目》）。

（3）把头发烧成的灰吹入鼻腔内。

（4）用新汲的井水洗脚。

（5）三七3克,放在嘴里嚼,愈碎愈好,然后用米汤送下（《濒湖集简方》）。

（6）鼻内流出的血,与白芷细末混合,涂在鼻梁上。一般都能立即止血(《简便方》)。

(7)把新鲜青蒿捣烂榨出汁。用干净棉花蘸汁,塞鼻腔内(《卫生简易方》)。

(8)王不留行12克,水煮去渣,服药汁(《指南方》评)。

(9)治鼻出血不止方1:①用新汲井水洗脚,一般情况,洗几分钟,出血可止。②用新汲井水喷面。③用新汲井水淋喷百会穴与哑门穴。

(10)治鼻出血不止方2:白土粉(白垩)15克,用新汲井水100毫升把白垩土调成泥水,稍澄清顿服。

(11)治鼻出血方1:百草霜(柴灶锅底灰)2克,用纸筒吹入病鼻道内。

(12)治出血方:代赭石30克,用明火烧透,再用醋水淬火,研成细末,每次3克,用凉开水送服。

(13)治出血不止方:玄明粉6克顿服。

(14)治鼻出血方2:贯众15克,制成细面,每次服3克。

(15)治鼻出血方3:白及10克,制成细面,取其3克,用唾液调成糊,敷于山根(鼻最上端的双眼内眦处)处。其余6克,用凉开水送服。

2. 非药物疗法

(1)用冰袋直接敷在鼻腔外的皮肤上。

(2)特殊止血法,用纱布堵死鼻腔的内外两个开口处。其具体方法如下:

用纱布卷成两个圆锥形塞子,用一根缝合粗线,从外鼻道送进鼻腔内,令其从鼻咽口(口腔中)探出。或者令病人把线吸入口腔。通过这根线,再内外穿通1条粗线;然后,内外线各绑1个纱布塞,外线向外拉,内线向里拉。其结果:内塞,塞住鼻内口;外塞,塞住鼻腔外口。鼻腔继续出血,当出到一定量,产生一定压力时,出血就会自行停止,3天后,取出棉塞。此法,在一切方法无效的情况下用(《行医经验方法》)。

3. 现代医疗方法

(1)注射用肾上腺素液,滴鼻。

(2)卡巴克洛5~10毫克,肌内注射,每日3次。

(3)维生素K_3 4毫克,肌内注射,每日2~3次。

(4)鼻腔内滴麻黄素,或用脱脂棉蘸麻黄素注射液塞入鼻腔内。

4. 营养与饮食疗法

(1)经常发生鼻出血者,在未彻底检查前,应当天天服维生素K_3片,每次4毫克,每日3次。

(2)多吃维生素K_3含量高的食物。

5. 禁忌与注意事项

(1)保护鼻子,减少碰撞。

(2)尽量不要轻易用指甲挖鼻腔。

(3)鼻道内有炎症,抓紧时间治疗炎症。

(4)血液病患者,要十分小心,做好自我保护。

三、火 眼(急性结膜炎)

(一)疾病特点简介

火眼是眼结膜急性炎症。起病较急,双眼多同时发病,红肿、流泪、怕光;重者,可能发热。西医学叫急性结膜炎,得不到及时相应治疗,很可能留下轻重不同的后遗症。

(二)治疗

1. 偏方、验方、秘方疗法

(1)新鲜菖蒲(水菖蒲)叶捣成泥,用纱布裹起来,放在病眼上冷敷,效果良好(《本草纲目》)。

(2)挂金灯(俗称红姑娘)的青叶,用1%的冷盐水浸泡。每次取6～7片叶子重叠冷敷在眼上,效果不错。

(3)用百沸水(煮沸100次的水),放置凉后,勤洗眼睛。效果良好(《本草纲目》)。

(4)把高良姜细末吹入鼻孔,引发打喷嚏,病情便会很快好转(《谈野翁经验方》)。

(5)秦皮(蜡树皮)60克,加清水300毫升浸泡,等水中出现绿色时,把水点在眼内,每1小时左右点1次(《外台秘要》)。

(6)黄柏树皮(嫩黄皮)用1%盐水浸泡2小时以后,取此皮敷在眼睛上,有较好效果。

(7)如果大便干燥,可以服大黄丸,早晚各1丸;或用番泻叶泡水,当茶饮。有较强的辅助治疗作用。

(8)治火眼方:每日数次站在井边看井水,每次不少于10分钟。

(9)治赤眼肿闭方:代赭石、石膏各1克。2药混合制成细末,用新汲井水把药末调成稠糊,分别点涂双眼内外眦(眼内外角)和太阳穴上。

(10)治风眼赤烂方:胆矾9克,用火烧透,制成细末,放在50毫升水中浸泡3小时后,取澄清药水洗眼,每日数次。

(11)治赤眼红肿方:朴硝6克,放在60克豆腐上,送进蒸锅内,把朴硝蒸化,收集蒸馏水,用于洗眼。

(12)治结膜炎方:将新鲜地黄切成10片,用开水浸泡5分钟,趁温,贴敷到病眼上,凉了再换温热药片。

(13)治赤眼肿痛方:决明子90克,炒微黄,制成细末,用茶水调成糊,包在纱布中,敷在双眼及太阳穴上。

(14)治急性结膜炎方1:茵陈30克,车前子30克。把2药混合制成细末,每次9克,加水100毫升煮10分钟,药与水共分2次服完,每日1剂。

(15)治急性结膜炎方2：从地里采来黄连90克，捣成药泥，装入长纱布袋中，敷在病眼及太阳穴上。

(16)治急性结膜炎方3：鲜车前子60克，捣碎榨汁，把药汁煮沸3分钟，凉后，用银耳勺醮药水点病眼。

(17)治急性结膜炎方4：桑树叶200克，晒干点燃，用鼻子吸烟，直至熄灭。

(18)治急性结膜炎方5：鲜秦皮（蜡树皮）200克，加水800毫升煎煮30分钟，滗出药水，凉后频频洗病眼。

2. 非药物疗法

(1)针刺睛明与太阳穴（用泻法）。

(2)冰块包裹，冷敷病眼。

3. 现代医疗方法

(1)每日用盐水洗眼数次。

(2)用氯霉素眼药水滴眼，每次2～3滴，每日2～3次。

(3)重者应当用抗生素。

①青霉素每次80万～320万单位，肌内注射或静脉滴注，每日2～3次。用前应做过敏试验。

②阿莫西林每次0.5～1克，每日3次，口服。

③红霉素每次0.5克，每日4次，口服。

④强力霉素每次0.2克，每日1次，口服。

4. 营养与饮食疗法

(1)生病期间的饮食，以偏寒凉为好，如冰制品、冰箱内冷食以及各种偏凉的食物，如菠菜、芹菜、黄瓜、小米、豆制品、奶制品等。

(2)增加维生素C的摄入量。既可以直接口服维生素C，也可以多吃绿色非辣性蔬菜。

(3)吃各种具有凉性类食物，如荞麦面、马齿苋、苋菜、丝瓜、水芹、西瓜、甜瓜等。

5. 禁忌与注意事项

(1)即使痒痛难耐,也不准用手去揉眼。

(2)忌吃一切辛辣类和温热类食物,如五辣、桃、杏、荔枝、桂圆、扁豆,以及牛、羊、鸡、狗、鱼等肉。

四、急、慢性中耳炎

(一)疾病特点简介

本病中医学叫耳底病,或叫耳心痛。急性期常伴耳聋,中后期则向外流黄水或脓液。如果炎症使耳底鼓膜穿孔,就会并发听力障碍,少数病例可能合并邻近组织发炎。

(二)治疗

1. 偏方、验方、秘方疗法

(1)穿山甲适量,用火烧到无烟时,研成细末,放入少量麝香细末混匀,取药末0.1克放在喇叭形纸筒内,吹入耳底。适用于急性中耳炎(《本草纲目》)。

(2)用蛇蜕(蛇皮)烧成灰,研成末,取药末少许,用纸筒吹入耳底(《本草纲目》)。

(3)蛇床子、黄连各等份,研成细末。取药末0.1克用纸筒吹入耳底,每3日1次(《金幼秘鉴》)。

(4)老葱管内的葱汁与等量的附子细末0.1克,灌入耳中,3日灌1次。适用于慢性、经久不愈的中耳炎(《肘后方》)。

(5)用韭菜榨出的汁,每天向耳底滴3次。适用于慢性中耳炎(《本草纲目》)。

(6)蚕茧10克,白矾细面50克。把矾面装入蚕茧内,放在沙锅中烙,待白矾溶化时,用筷子搅动,使其变干为止,凉后,研成细末。每次用双氧水洗耳,再把此药粉吹入耳底。适用于慢性中耳炎(《本草纲目》)。

(7)治中耳炎流液方1:炉甘石3克,矾石3克,麝香0.2克。以上3药混合,制成细末,每次用1克,放在纸筒内,吹入病耳道内,每日1次。

(8)治中耳炎流液方2:鲜益母草100克,捣烂,榨出药汁,取药汁15滴,滴入耳道,每日1次。

2. 非药物疗法

(1)针灸

①急性中耳炎。针刺听会、翳风、耳门、丘墟、足三里等穴。

②化脓性中耳炎。针腕骨、外关、合谷、昆仑、足三里等穴。

(2)做耳操

①双食指分别塞堵外耳道,然后分别快速拔出去,每次做200下,早晚各1次。

②用双手分别捏揉两耳郭,每次做10分钟。

以上两法适用于慢性中耳炎。

3. 现代医疗方法

(1)用氯霉素眼药水滴耳。

(2)在急性期可以用青霉素,每次80万～320万单位,每日2～3次,肌内注射或静脉滴注,需皮试。在已经化脓阶段,可以口服红霉素0.25～0.5克,每日4次。强力霉素每次0.2克,每日1次,口服;阿莫西林每次0.5克,每日4次服。上药任选2种。

4. 营养与饮食疗法

(1)维生素A、维生素B_5、维生素C、维生素D、维生素E等,都有不同程度的辅助治疗作用。可以直接口服这些药。

(2)口服锌制剂,有辅助治疗作用。

5. 禁忌与注意事项

(1)所用的毛巾等物,应当经常用水煮沸,消毒。

(2)忌腥、辣食物。

(3)情绪稳定。

五、酒渣鼻

(一)疾病特点简介

主要表现为鼻头发红,鼻头增大,表面隆起,高低不平,好似赘生物;或鼻部皮肤起疹,破溃后,成白粉膏状。中医称为酒齇鼻,治疗原则:清热、凉血、散结。

(二)治疗

1. 偏方、验方、秘方疗法

(1)用香油泡使君子仁,每晚睡前吃5个(《本草纲目》)。

(2)硫黄15克,轻粉8克,杏仁40克。共同研成细末,加一些护肤膏,使其成为膏,每天不断用此膏涂鼻病有良效(《瑞竹堂》)。

(3)飞硫黄粉、大黄粉各10克。加冷水搅拌成药膏,用脱脂棉蘸药膏,涂抹鼻病处,以发痒为度,每日1次(《本草纲目》)。

(4)雄磺、硫黄各等量,研细末,用细箩筛出极细末,再用乳汁调和成膏,涂抹鼻病处,每日1次(《本草纲目》)。

(5)凌霄花、苍耳子、栀子、橘核、木兰皮、百草霜、蜂房、大黄、薄荷、地骨皮、桦树皮、蝉蜕、石膏、黄连、马蔺子等对此病都有一定疗效。

(6)治酒齇鼻方:苍耳子30克,凌霄花30克,混合制成药面涂鼻,1日数次。

(7)治酒齇鼻方:新鲜苍耳草叶片200克,放入白酒1 000毫升中,上笼屉蒸10分钟,再把苍耳叶与茎焙干,制成细末,每次服15克,每日2次。

(8)治酒渣鼻方1:鲜蜀葵花100克,榨出花汁,用花汁频频涂鼻。

(9)治酒渣鼻方2:硫黄30克,枯矾30克,2药混合制成粉面,用茄子榨出的汁调和药面,制成稀糊,每天用此糊频涂病鼻。

(10)治酒渣鼻方3:用食盐粉频频搽鼻。

2. 非药物疗法

(1)针灸对本病有一定疗效。

(2)每日用温水和中性洗涤液,洗面2次。

(3)保持大便通畅。

3. 现代医疗方法

(1)外用硫黄软膏适量,每日1～2次,涂鼻。

(2)可试用甲硝唑,每次0.4克,每日3次,口服。

4. 营养与饮食疗法

多吃各种富含维生素的食物。但是,这些食物必须是属于偏寒凉之类的。如含维生素A多的食物主要有动物肝类与禽蛋类,含维生素PP量高的食物主要有猪肉、豆制品、猪心、苋菜等,含维生素B_1多的食物主要有豆制品、猪肉、绿豆等,含维生素B_2量多的食物,主要有苋菜、蘑菇、猪肉等,含锌多的食物主要有蘑菇、猪肉等。

5. 禁忌与注意事项

(1)忌吃一切辣味食物。

(2)不吃或少吃一切温热类食物,如鸡肉、狗肉、牛肉、羊肉、鱼肉、荔枝、桂圆等。

(3)不要熬夜,保持充足睡眠。

六、慢性鼻炎

(一)疾病特点简介

慢性鼻炎,中医称鼻窒。主要症状有经常流鼻涕,多为双侧,经常感到鼻道堵塞。重者,经常头昏脑涨,嗅觉迟钝,鼻水有臭味,时好时坏,记忆力减退。中医治疗主要用清宣肺窍和凉血解毒等法。

(二)治疗

1. 偏方、验方、秘方疗法

(1)苍耳子15克,白芷10克,辛夷10克,薄荷10克。用水煮,去渣,服药汁,每日1剂,分2次服(《本草纲目》)。

(2)用老葱管中的液体,把附子末调成稀糊,贴在涌泉穴上,每日换1次(《普济方》)。

(3)丝瓜藤接近地面的根茎30克,晒干后,研成细末,用黄酒1次送服,每日2次(《医宗金鉴》)。

(4)其他药物

①草乌头6克,苍术9克,用水煮汁,1次服,每日2次。治鼻流臭涕。

②百草霜,每次9克,每日2次。治臭鼻漏。

③川芎、草乌头、防风、大蒜等,也有治疗慢性鼻炎的作用。

(5)治慢性鼻炎方1:百草霜末(柴灶锅底灰)4克,用冷开水送服,每晚1次。

(6)治慢性鼻炎方2:苍耳子细末4克,每日2次,15日为1个疗程。

(7)治慢性鼻炎方3:辛夷100克,干枇杷花100克,混合制成细末,每次4克,每日2次。

2. 非药物疗法

(1)用双拇指的第一节,贴在鼻两侧,上下搓揉按摩鼻子,每次做300下,每日2次。长期做下去,效果很好。

(2)针刺印堂、迎香、曲池、阴陵泉、丰隆、列缺等穴。

3. 现代医疗方法

(1)鼻炎膏外用涂患处,每日2次。

(2)溶菌酶肠溶片每次30~50毫克,每日3次,口服。主治慢性鼻炎。

4. 营养与饮食疗法

(1)多吃偏凉之类食物,如小米、荞麦面、菠菜、茄子、土豆等。

(2)适当补充维生素C、维生素E及锌。

(3)应多吃一些高热能,高维生素的食物。

5. 禁忌与注意事项

(1)要多锻炼身体。应当多带口罩。

(2)擤鼻时只可按一侧鼻子,双侧同时按,容易使脓液反流入中耳及副鼻窦,引发新的感染。

(3)不吃辣味食物。

七、口丫疮

(一)疾病特点简介

口丫疮是中医学病名。初起,口角或鼻下微有干燥与灼热感,逐渐红肿,或起水疱。水疱破裂后,流出黄色液体;局部形成糜烂面。幼儿生此病,常经久不愈。西医学认为,与缺乏核黄素有关。

(二)治疗

1. 偏方、验方、秘方疗法

(1)蒲公英30克,炖猪肝150克,分2次服。

(2)麦门冬、芍药各9克,水煮分2次服。每日1剂。

(3)黄连碱(素)、核黄素(维生素B_2)、氯苯那敏各2片。混合研成极细末,用凡士林(或润肤膏)把药面调和成膏,涂病唇,每日数次。如果病处有渗出物,可先用1%的盐水清洗后再涂。

(4)治口丫疮方1:白芥子2~4克,捣成烂泥,直接涂到口丫疮上。

(5)治口丫疮方2:西瓜皮20克,用火烧熟,敷在疮面上,每日换2~3次。

2. 现代医疗方法

(1)维生素 B_2 每次30~50毫克,每日3次,口服,幼儿减半。当天即可生效,2日内平复,3日内基本痊愈。

(2)预防合并感染,可以同时用氨苄西林或阿莫西林。二药用量大致一样,每千克体重50毫克,分4次服。

3. 营养与饮食疗法

多吃核黄素含量高的食物,这类食物又必须偏阴凉的。如豆制品、猪肝、蘑菇、牛奶、蛋类等。

4. 禁忌与注意事项

(1)不吃辣味食物。

(2)情绪稳定。

(3)不吃带有缓泻作用的食物。

八、口　臭

(一)疾病特点简介

此病的原因,大多数是由口腔中一些炎症引起的。口腔产生的异味,是龋齿感染及黏膜溃疡病灶中散发出来的。

(二)治疗

1. 偏方、验方、秘方疗法

(1)大黄烧焦后,研成细末,每日揩牙数次。主治龋齿感染(《本草纲目》)。

(2)用藿香煮水,每日多次漱口(《本草纲目》)。

(3)明矾4份,麝香1份,研成细末,每日数次揩牙。主治牙病感染型口臭(《本草纲目》)。

(4)用3%~6%盐水漱口每日数次。

(5)治口疮性口臭方:细辛6克,黄连6克,混合制成细末,频搽病灶。

(6)治口臭方1:川芎块10克,加水60毫升煮30分钟,凉后噙于口中。

(7)治口臭方2:白豆蔻30克,细辛30克,混合制成粗末,每日取6克噙在口中,口中生液,随生随咽。

(8)治口臭方3:益智仁30克,甘草6克,混合制成细末,用舌舔含,每日数次。

(9)治口臭方4:辛夷30克,白豆蔻30克,混合制成细末,用水调和,制成栗子大药丸,每次1丸,放在口腔中含化,尽量延长含的时间。

(10)治口臭方5:用3‰盐水漱口,每日3~4次。

2. 非药物疗法
(1)每日叩牙两回,每回300次。
(2)每日用白开水漱口数次,每次5~10分钟。

3. 现代医疗方法
查出病源,分别进行治疗。

4. 营养与饮食疗法
(1)增加维生素C的摄入量。
(2)饮食要以清淡为主。
(3)天天喝茶,对口臭有治疗作用。

5. 禁忌与注意事项
(1)使用具有抑菌作用的牙膏,每日多次刷牙。
(2)不吃辣味食品及各种温热性食物,如牛肉、羊肉、鸡肉、鱼肉、荔枝、桂圆及桃、杏等。
(3)生活规律,少熬夜。

九、咽喉炎

(一)疾病特点简介

初起时,咽部自感干燥微痛,逐渐疼痛加剧,声音嘶哑,咳嗽。咽喉部开始时微红,逐渐肿胀,或颈部淋巴腺肿大。

(二)治疗

1.偏方、验方、秘方疗法

(1)灯笼草(酸浆)咀嚼烂后,吐渣咽汁。

(2)鲜射干榨汁,每次服2~4毫升,每日2次。

(3)西瓜汁,不限量饮用。

(4)槐花15克,用水煮10分钟,连花带水一起服下,每日2次。

(5)白矾9克,巴豆10多个。把巴豆劈开,取出核;然后把白矾装进巴豆壳内,然后用锅焙。干后,取出白矾,研成细末,再把细末装入巴豆壳内,把它放在病喉部位(《本草纲目》)。

(6)将枯矾粉少许用喇叭样纸筒吹到咽喉部位(《本草纲目》)。

(7)把鲜商陆(山萝卜,或叫见肿消)切成薄片,加醋炒微黄,待凉后,敷在喉骨两侧皮肤上(《图经本草》)。

(8)射干、山豆根各等量,晒干后,研成细末,取少量吹到喉部(《袖珍方》)。

(9)把梨切成小块,两个梨的小块放食盐3~4克,拌匀吃梨块,要细嚼慢咽,使梨渣在口中停留时间长一些。

(10)治喉痹肿痛方:代赭石30克,加水200毫升煎煮,煮剩100毫升时,滗出药汁,当日分2次服用。

(11)治喉痹喉风方:胆矾7克,炒白僵蚕15克,混合制成药面,每次2克,用纸筒吹敷于患处。

(12)治慢性咽喉炎方:朴硝粉20克,含在口中,2小时后吐出。

(13)治急性喉痹方:炒玄参15克,生玄参15克,生牛蒡子15克,熟牛蒡子15克。四药混合,制成细末,用300毫升新汲井水送服。

2. 非药物疗法

(1)揪痧法:首先在喉骨两侧涂点水,然后,用食指与中指的第二节夹起涂水部位的皮肤,揪到适当高度,皮肤可挣脱返回。每次揪时,必须啪啪有响声。如此不断地揪,直到局部皮肤深红色为止。届时,就会立刻感到咽喉部轻松许多。

(2)双手提双耳:每次提100下,一要有节奏,二要中等用力。同时嘴里含一口凉水。

(3)指甲刮痧法:十指伸开,掌背对喉骨两侧皮肤,用十指背面向上刮皮肤,每回刮300~500次。一有消肿作用,二有速效止咳作用。

3. 现代医疗方法

(1)可以用各种喉含片,如碘含片、华素片、克菌定含片。含片要放到舌后部,以防止糖腐蚀牙齿。

(2)碘甘油点咽部,每日数次。

(3)急性咽炎,可以用各种消炎药。

①注射用青霉素G每次80万~240万单位,肌内注射,或加生理盐水中,静脉滴注,需做皮试。

②阿莫西林每次0.5克,每日3~4次口服。

③复方磺胺甲噁唑首次2克,以后每12小时1克。

4. 营养与饮食疗法

(1)尽量多吃寒凉类食物,如豆制品、猪肉、黄瓜、茄子、芹菜、

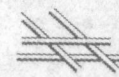

西瓜、甜瓜等。

(2) 多吃锌含量高,且是寒凉类食物,如豆制品、猪肉、蘑菇、贝类等。也要多吃维生素C含量高,且属于寒凉类食物,如菜花、菠菜、苋菜、苦瓜、黄瓜等。

(3) 用桔梗腌咸菜(淡一些),每日3次,当菜食用,对此病有治疗作用。

5. 禁忌与注意事项

(1) 不可吃辣味食物。

(2) 不可吃桃、杏、荔枝、桂圆等。

(3) 不可熬夜。

十、牙 痛

(一)疾病特点简介

牙痛,主要包括齿槽炎、齿根周围炎、龋齿感染与牙神经外露。齿龈炎与齿根周围炎基本都有红、肿、热、痛的炎症特征。龋齿与龋齿感染,即使局部没有红肿热痛,也常常会发生剧烈疼痛,坐卧不宁,痛苦难耐。

(二)治疗

1. 偏方、验方、秘方疗法

(1) 胃火导致感染的牙痛,可用大黄丸。服后大便稀薄,疼痛会逐渐减轻或痊愈。

(2) 胡椒粒与绿豆同时咬破,填入龋洞里,止痛效果快。但是不利于炎症治疗(《本草纲目》)。

(3) 用黄连(或黄连素片)含在痛处,或睡觉含在口中。

(4) 荜茇、木鳖子各等量,研成细末,吸入鼻内。如果打了喷嚏,就会发生明显效果(《本草纲目》)。

(5)丁香、胡椒、荜茇、全蝎各1份,研成细末,点于痛处,止痛。效果较快(《本草纲目》)。

(6)含冰水1口,用纸筒把大黄末吸入鼻内,止痛效果较快(《千舍山藏方》)。

(7)用核桃树根皮100克,加水300毫升,煮20分钟后取温水漱口,每日4～5次。轻者1日痛止;重者3日痛止。

(8)治牙痛方1:艾叶90克,韭菜子90克,茛菪子10克,点燃,用纸筒吸烟熏病牙。

(9)治牙痛方2:胆矾10克,制成细末,拌入人乳制成药膏揎牙。

(10)治风牙肿痛方:陈年白灰10克,细辛10克。2药混合制成细面,每次用1克揎牙,1日2～3次。

(11)治牙齿虚痛方:淫羊藿50克,小苏打12克。2药加水600毫升煎煮,煮剩400毫升时滗出药汁,1日数次含漱。

(12)治牙龈肿痛方1:独活细末100克,加水800毫升煮8分钟,滤出药汁,每日数次含漱。

(13)治牙龈肿痛方2:青蒿榨汁300毫升,频频漱口。

(14)治胃火牙痛方:升麻30克,加水200毫升煎煮,煮剩120毫升时,滗出药汁,每日数次漱口。

(15)治风热牙痛方:白芷10克,朱砂(或辰砂)4克。2药混合研细末,用水调和制成玉米粒大药丸,每次用1丸揎病牙。

(16)治风虫牙痛方:炒补骨脂15克,乳香7克。2药混合制成细末,揎牙,1日3次。

2. 非药物疗法

(1)针刺下关、内庭、合谷、颊车等穴。

(2)含冰,溶化即换。

(3)用手指按压穴位。上牙痛按下关穴;下牙痛按颊车穴。

3. 现代医疗方法

(1)青霉素钠每次 80 万～320 万单位,肌内注射,每日 2～3 次;或加入生理盐水中静脉滴注。

(2)阿莫西林,每次 0.5～1 克,1 日 3 次,口服。

4. 营养与饮食疗法

(1)多服 B 族维生素。

(2)多服维生素 C,每次 200 毫克,每日 3 次。

(3)饮食要吃偏寒之类,如冰制品、牛奶、蚬、蛤、西瓜、鲜枣、荞麦面、小米、土豆、茄子等。

(4)含 B 族维生素量多的食物主要有全麦粉、全谷、酵母、燕麦、猪肉、豆制品、乳制品、肝、鸡蛋、甜瓜、蘑菇等。大蒜塞龋齿疼痛处,有较好的治疗效果。

5. 禁忌与注意事项

(1)不宜吃辛辣或热性食物,如五辣、牛肉、羊肉、鸡肉、鱼肉等。

(2)不可熬夜与生气。

(3)不可吃温热类中药。

(4)不可吃壮阳补肾药。

十一、夜 盲 症

(一)疾病特点简介

中医学又叫雀目内障、鸡盲,俗称鸡蒙眼。主要表现为夜间看不清东西。病因是由肝阴虚引起的,与维生素 A 缺乏有关。

(二)治疗

1. 偏方、验方、秘方疗法

(1)地肤子、生地黄各等份,研成细末,早晚各服 6 克(《本草纲

第五章　五官科疾病

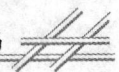

目》)。

(2)决明子研成细末,每次 6 克,每日 2 次。口服 100 日后,夜间可以见物(《本草纲目》)。

(3)蔓荆子,用醋蒸 3 遍,晒干,研成细末,早晚各服 9 克(《本草纲目》)。

(4)猪肝、鸭肝、兔肝、驴肝、蚌粉、蛤粉等都有很好的治疗效果,可以不限量地食用,夜盲会不治自愈(《本草纲目》)。

(5)地衣草、淫羊藿、白芥子、蜂蜜、雀血等都有治疗夜盲的作用(《本草纲目》)。

2. 现代医疗方法

每次服维生素 A、D 丸(A10 000 单位,D1 000 单位)2～6 粒,每日 3 次。

3. 营养与饮食疗法

此病是一种维生素 A 缺乏引起的疾病,因此饮食疗法须围绕补充维生素 A 进行。

多吃维生素 A 含量高的饮食,这些饮食又必须是偏补阴虚的养阴物,如猪肝、鸭肝、兔肝、鸡蛋、鹌鹑蛋、鱼油、豆制品等。只要多吃这类东西,即使不服任何药物,夜盲也会自愈。

4. 禁忌与注意事项

由于此病属于阴虚范围,所以不宜用偏阳和温热性质的一切食物与药物。虽然牛肉、狗肉、鱼肉、鸡肉、羊肝都含有较多的维生素 A,但是因其偏阳热,久用必然伤阴,即使夜盲有了好转,阴虚反而会加重。因此,尽量不要食用。

十二、耳　聋

(一)疾病特点简介

本章主要讨论关于慢性耳聋的治疗问题。中医学认为,耳聋有实证与虚证,虚证如肾虚,实证如化脓性中耳炎;西医学认为,耳聋的病因,一是神经性,二是细菌感染性。中医治疗,以清肝热与补肾虚为原则;西医以消炎与调理神经为主。但是,如果中、西医结合治疗,急性转为慢性的机会就会减少,发生耳聋的几率也会少得多。

(二)治疗

1. 偏方、验方、秘方疗法

(1)化脓性中耳炎可用化毒与解毒的中成药,如牛黄解毒片,每日2片,每日2次,口服;犀角化毒丸,早晚各服1丸;如果属于肝阴虚,可以用六味地黄丸与杞菊地黄丸。这两种药,都是早晚各服1丸。

(2)把烧红的铁投入酒中,每次饮此酒至微醉。同时用磁石(或磁铁)堵塞住耳道。天天如此(夜间把磁石取出来)有佳效。此法适合于虚证,即西医说的神经性耳聋(《千金方》)。

(3)治突发性无痛性耳聋。用磁石2克,放在病耳内;并把铁砂放在健侧耳道内,耳聋则自然恢复。适用于神经性耳聋(《直指方》)。

(4)治耳聋方:核桃仁3克,烧半焦捣烂,捏成长条,插入耳道。

(5)治肾虚耳聋方:羊肾1个,煮熟吃,每周2次。

(6)治老年耳聋方:细辛细末3克,溶于加热的黄蜡溶液中。调和制成小豆大的药粒,用纱布包裹,塞入病耳内。

(7)治肾阳虚耳聋方:鹿茸30克,制成细末,每次服1克,每日2次。

2. 非药物疗法

(1)用病耳同侧的手中指堵塞病耳,在向外抽拔的同时,用健侧的手掌拍健侧的耳朵,每次做200下,早晚各1次。

(2)针刺耳门、听宫、听会、翳风等穴。实证加风池、外关、太冲穴;虚症加足三里、三阴交、脾俞、胃俞穴。

第五章 五官科疾病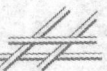

3. 现代医疗方法

(1)炎证治疗,①青霉素每次160万单位,每日2次,肌内注射。②阿莫西林每次0.5克,口服,每日3~4次。③复方磺胺甲噁唑,首次吃2克,以后每次吃1克,每日2次。

(2)对于没有炎症的耳聋,可用新针疗法或相关理疗。

(3)配置助听器,每日佩戴30~60分钟。

4. 营养与饮食疗法

中耳有炎症,必须吃偏寒凉类食物,倘若吃热性饮食会加重病情。偏寒凉类食物,如小米、荞麦面、红豆、玉米、绿豆、煮黄豆、赤小豆、豆制品、奶制品、黏高粱、黑大豆、黑米、胡萝卜、苋菜、马齿苋、菠菜、蘑菇、金针菜、香菇、苦菜、蒲公英、土豆、百合、竹笋、茄子、苦瓜、菜瓜、冬瓜、黄瓜、西瓜、鲜枣、甜瓜、紫菜、芹菜、生菜、鸭肉、兔肉、驴肉、马肉、蛤肉、蚌肉、蛙肉、蛇肉等。

5. 禁忌及注意事项

凡是属于实证或阴虚内热,都要忌吃辣味及热性食物。尤其不可吃杏子、桃子、荔枝。

十三、龋 齿

(一)疾病特点简介

中医学叫虫龋,民间称虫牙。西医学认为,龋齿病是由食物腐蚀与微生物感染所致。常发生于上下第一、第二磨牙(臼齿)。发病之初常常仅是窝沟里呈暗灰色,继而逐渐形成龋洞。发病后疼痛不休,遇冷、热、酸刺激更重。如果齿龈红肿并有脓液渗出,为实火;若疼痛不重,口中无臭味,为阴亏虚火。常诱发牙痛。

(二)治疗

1. 偏方、验方、秘方疗法

(1)用苦参煮浓药汁,加等量5%小苏打水,每日漱口数次(《本草纲目》)。

(2)用柳树根的白皮,指头大1块,含在病牙处;或用柳树根皮榨出的汁含在病处(《本草纲目》)。

(3)用郁李树的根煮成浓汁漱口(《本草纲目》)。

(4)黄连素研成末,塞入龋洞中(塞前,把龋洞清理干净)(《本草纲目》)。

(5)白银烧红,放水里。用此水洗龋洞及漱口(《本草纲目》)。

(6)胡椒粒蘸绿豆粉塞龋洞。痛止之后要及时把胡椒粒取出。

(7)桃树与槐树皮煮水漱口(《本草纲目》)。

(8)干天南星3克,红霉素(其他消炎药也可)1克,共研成细粉,含在病侧口腔中,常常1天内止痛,2天内阶段性痊愈。

(9)黄连素片3片,在睡前嚼半片含在患处。如果不是脓肿,绝大多数次日则基本痊愈。

(10)治虫牙(龋齿)作痛方:陈白灰90克,蜂蜜120克,混合揉搓成膏,用盐泥包裹后,再用火煅烧4个时辰,然后除去盐泥,研成细末揩搽病牙。

2. 非药物疗法

(1)每日用2%盐水漱口多次,或用有抑菌类牙膏,每日多次刷牙。

(2)每日早晚各空咬牙300次。适用于慢性期。

(3)针刺主穴颊车、下关、合谷等穴;配穴可用外关、风池。风火牙痛者,加风门、大椎、曲池穴。

(4)在外活动时齿痛,可以用指重力压迫以上诸穴。

3. 现代医疗方法

(1)先把龋齿用盐水清理干净,然后把阿莫西林(或磺胺类、四环素类)与阿尼利定各2片,研成细末,放入龋洞。如此2~3次,就可以获得阶段性痊愈。

(2)睡觉前嚼抗生素2片(如红霉素、乙酰螺旋霉素),含在口中睡觉。轻者第二天就会止痛,几天后,就会获得阶段性痊愈。

(3)如果齿龈有红、肿、热、痛,就要用消炎药,如①青霉素每次160万单位,肌内注射,每日2次。②头孢氨苄每次0.5克,每日3~4次,口服。

(4)如果已经形成脓肿,并有波动感,就要切开排脓。

(5)止痛,用阿尼利定注射液,每次2毫升,肌内注射。疼痛特别剧烈者,可用杜冷丁与吗啡,需遵医嘱。

(6)牙科清理与修复。

4. 营养与饮食疗法

(1)增加维生素C的摄入量,可口服维生素C片,并多吃维生素C含量高的食物,这些食物还必须是偏寒凉类,如绿色叶菜、猪肉、土豆、番茄、草莓、猕猴桃、哈密瓜、甜瓜等。

(2)龋齿疼痛发作期间,饮食宜选用寒凉之类,如小米、荞麦面、绿豆、豆制品、鸭肉、菠菜、芹菜、冬瓜、茄子、菜瓜、土豆、西瓜、香蕉、梨、甜瓜等。

5. 禁忌与注意事项

(1)急性发作时,禁止吃热性食物,如辣味、鱼、桃、杏、荔枝、豆角;即使是慢性阶段,最好也不吃牛肉、羊肉、狗肉、鸡肉。

(2)不要生气或忧愁,不要熬夜。

十四、口腔炎

(一)疾病特点简介

西医学认为,舌炎是由微生物感染引起的;中医学叫舌疮,主要症状有舌质红肿、疼痛,甚至影响进食及发音。这里说的口腔炎,也包括舌黏膜溃疡与糜烂。

(二)治疗

1. 偏方、验方、秘方疗法

(1)牛膝用米酒浸泡6小时,用此酒漱口。主治舌感染类病变(《本草纲目》)。

(2)采挖避风处的蔷薇根200克,洗净后用小火煮出浓汁,趁温漱口,凉了便吐(《本草纲目》)。

(3)舌肿胀或糜烂,用蒲黄末1克,擦3~5次,就可能获得初步效果(《千金方》)。

(4)用焦豆豉1克含1夜即瘥(《本草纲目》)。

(5)朱砂末1克,涂在肿胀的舌上(《本草纲目》)。

(6)舌"木强肿胀塞口,不治杀人"。用甘草煮出的浓汁不断含漱,能治舌痛病(《本草纲目》)。

(7)黄连、细辛末各等量,用醋调成膏,敷在肚脐上。治口腔黏膜糜烂(《本草纲目》)。

(8)黄连、黄芩、黄柏各等份,合到一起,研成细末,取少量用水调成糊,敷足心。

(9)蛇蜕(蛇皮)一小块,用白开水泡软后,涂擦口腔中的溃疡,效果好。婴儿、大人皆宜(《婴儿宝鉴》)。

(10)蒲公英、地丁研成末,每次60克(鲜药各100克)用水煮10分钟,滗出药汁,分2次服,早晚各1次。另将药渣含在口内,并不断更换,有显著疗效。

(11)治口疮咽痛方:煅石膏30克,朱砂4克。2药混合制成细末敷在疮面上,每日2次。

(12)治口腔生疮方:黄连末30克,加水120毫升煮5分钟,凉后,每次含20毫升,40分钟后吐掉,每日2次。

(13)治口腔黏膜糜烂方:枯矾10克,大黄10克。混合制成细末,频揩糜烂病处。

2. 非药物疗法

(1)针刺足三里、合谷、三阴交、曲池、颊车、廉泉等穴。

(2)每天在下午5~7点争取睡一觉。睡法如下:在睡前半小时内读理论书报,10分钟前在地上走猫步,听不到脚步声为好;然后上床做放松功。从头开始往下,开始放松。用意念检查,一遍又一遍地检查放松情况。检查几遍之后,就会自然入睡。此法有平抑阳火,抑制炎症作用。

3. 现代医疗方法

(1)对于舌质红肿热痛者,要用抗生素。①青霉素钠80万单位,肌内注射需皮试。②头孢氨苄每日1~2克,分3次口服。③阿莫西林每次0.5克,口服,6小时1次。

(2)每日用有杀菌或抑菌作用的漱口水漱口数次。也可用自配的2%~6%的盐水,或0.025%高锰酸钾液漱口。

4. 营养与饮食疗法

(1)口服维生素B_2,每日40~60毫克,分次服;维生素C每日100~400毫克,分数次服。

(2)要想从饮食中获取维生素B_2、维生素C,也必须选偏阴凉之类的食物,如肝、蛋、豆、绿叶菜及水果等。

5. 禁忌与注意事项

(1)忌吃辣味食物,以及鸡、狗、羊、牛、鱼肉及桃、杏等食物。

(2)如果有五心(手、脚与心)烦热的症状,要少穿衣服,尤其是

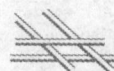

秋天,穿衣要比常人薄一些。

(3)应心情舒畅。

十五、声音嘶哑

(一)疾病特点简介

中医学认为,声音嘶哑是由肺胃积火引起来的;西医学认为是由微生物感染引起的。慢性嘶哑,是由急性喉炎迁延成慢性喉炎而成的。主要表现为咽喉两侧灼热、微红、微肿、疼痛、发声困难,甚至失声。

(二)治疗

1. 偏方、验方、秘方疗法

(1)把黑大豆熬成膏,噙在口里。主治慢性喉炎性声音嘶哑(《本草纲目》)。

(2)菖蒲用香油浸泡,除去渣子,单喝药油,每次15毫升,每日2次(《本草纲目》)。

(3)人参1份,诃子2份,研成细末,用生蜂蜜调和后,制成栗子大小的蜜丸,含在口腔中,每日2~3丸。主治慢性喉炎引发的声音嘶哑(《本草纲目》)。

(4)萝卜150克,皂荚6克,同煮30分钟后,把药汁滤出来,分2次服,当日服完(《本草纲目》)

(5)小儿咽喉炎性失语,用蛤蟆胆点在舌上,很快会发生效果(《本草纲目》)

(6)青黛(靛花)2份,薄荷1份,混合研成细末,用生蜂蜜作成3克左右的蜜丸,每次1丸,含在口中,每日数次(《本草纲目》)。

2. 非药物疗法

(1)用两手拇指或用食指与中指,在喉骨两侧皮肤上刮痧。两拇指用挤法或捋法；中指与食指用揪法(参考前文)，在上述位置的皮肤上刮痧。只要刮出深红或紫色的痧，便会马上见效。

(2)针刺，列缺、尺泽、合谷、太渊等穴，慢刺快抽针。

(3)用火罐拔喉骨两侧部位。

(4)反掌刮痧。手背对咽喉皮肤，用指背从下向上刮皮肤，直到皮肤变红，声音马上就会变好。

3. 现代医疗方法

(1)咽喉急性炎症期，一定要积极治疗，避免迁延成慢性咽喉炎。

(2)华素片或薄荷含片，每日3～4次含服。

(3)麦迪霉素，每次0.2克，每日3～4次口服。

(4)用炒煳的热盐外敷在喉骨的皮肤处。

4. 营养与饮食疗法

(1)蒸烂的萝卜蘸盐，尽量多吃。

(2)香油浸泡梨片吃。

(3)喝生鸡蛋花。

(4)用猪油和白蜜混合煮开后，每次服1匙，每日数次。

(5)尽量吃偏凉养阴类食物，如猪肉、茄子、木耳、白木耳、小米、荞麦面、土豆、菠菜、鸭蛋等。

(6)多吃锌与维生素C含量高且偏凉性食物，如谷类、豆类、豆制品、乳制品、蘑菇、菠菜、橘子、草莓、山楂、猕猴桃等。辣味食物含维生素多，但是不可用。

5. 禁忌与注意事项

(1)不可吃一切辣味食物。

(2)不可吃壮阳类的保健品。

(3)忌生气与忧愁。

(4)避免失眠、过劳。

十六、流 泪

(一)疾病特点简介

中医学认为肝肾两虚,是此病的病因。可分"冷泪"与"热泪"两种类型。西医学认为,是由于泪囊炎症导致泪道狭窄所致。主要表现为,眼不红肿却时而流泪;冷泪,以见冷和见风流泪为特征;"热泪"多有急、慢性炎症。

(二)治疗

1. 偏方、验方、秘方疗法

(1)芒硝、甘草各等份,研成细末,每次服3克,每日2次(《本草纲目》)。

(2)仙枣汤,主治不时流泪。天仙子1克,甘草6克,大枣5枚,用水煮,去渣留汁,分2次1日服完(《中国中医秘方大全》)。

(3)板蓝根20克,洗净,加凉水500毫升,用文火煮40分钟,冷却、沉淀、过滤。用此液滴眼,1日数次。主治泪道炎症(《中国中医秘方大全》)。

(4)苦参15克,细辛6克,用水煮40分钟,去渣滤汁,每日分2次服。主治冷泪(《本草纲目》)。

(5)松脂粉每次6克,每日2次,口服。有补肝明目和止泪作用(《本草纲目》)。

(6)治流泪头痛方:煅石膏60克,川芎60克,甘草15克。3药混合制成细末,每次3克,用茶水送服,1日2次。

(7)治流泪不止方:黄连50克,加水200毫升浸泡24小时后,滗出药汁,用其洗眼,每日3次。

2. 非药物疗法

(1)针刺睛明、攒竹、太阳、风池等穴。

第五章 五官科疾病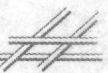

(2)按摩疗法。用双拇指第二关节,顺鼻骨方向摩擦鼻两侧皮肤,上自眉棱骨,下到鼻翼,每回做400次,早晚各1次。有明显的止"冷泪"作用,也有补肝明目作用。故应长年坚持做此功。

3. 现代医疗方法

(1)用生理盐水,每日洗眼数次。

(2)如果泪道已经堵塞,可以请眼科做疏通术。

4. 禁忌与注意事项

(1)不要熬夜上火。

(2)外出一定要备消毒的纸巾,用以擦泪。不可用未消毒的手帕擦泪,以防感染。

十七、口角生疮

(一)疾病特点简介

本病常发于儿童,也可见于成年人。可发生于口唇任何部位。首先,病处灼热感,逐渐变成水疱。水疱破后变成糜烂,并渗出黄色液体,影响口的开合,在恢复结痂期,常因张口而使结痂崩裂,出血疼痛。

(二)治疗

1. 偏方、验方、秘方疗法

(1)葵根烧成灰,用猪油调和涂患处。治"紧唇湿烂,乍瘥乍发,经年累月"(《本草纲目》)。

(2)黄柏皮研成细末,用蔷薇根榨出的汁,调成糊,涂在唇疮处,天天涂(《圣济方》)。

(3)蛇皮焙干,研成细末,取少量涂在糜烂处。

(4)焦黄柏粉4克,核黄素片0.2克,研成极细末,直接扑到湿糜的口疮上,收效快。

(5)地骨皮、柴胡各9克,用水煮40分钟,去渣留药汁,早晚分服,每日1剂(《本草纲目》)。

2. 现代医疗方法

(1)每次服核黄素(维生素B_2)30~40毫克,每日3次。如果因核黄素缺乏而发病,可收药到病除之功效。

(2)如果有红、肿、热、痛,说明已经合并感染。在服核黄素的同时,用抗生素,如红霉素每次0.3~0.5克,每日3~4次,口服;阿莫西林每次0.5~1克,1日3次,口服。

3. 营养与饮食疗法

(1)多吃核黄素含量高的食物,如豆制品、肝、猪心、蛋黄、蘑菇、紫菜、番茄、玉米等。

(2)日常饮食偏凉性,如小米、荞麦面、土豆、猪肉、豆制品、蘑菇、荠菜、薏苡仁、燕麦片、绿豆、芝麻等。

(3)增加维生素C的摄入量,每日500毫克。

4. 禁忌与注意事项

(1)忌吃辣味食品。

(2)生活要规律,保证充足睡眠,精神愉快。

十八、视力疲劳

(一)疾病特点简介

视力疲劳中医学又叫"视瞻昏渺"。西医学目前尚未专设病名。或写作与阅读时间过长,或在光线昏暗的环境下用眼,都会发生视力疲劳症。病人感到头昏脑涨,视力减退或视力模糊不清。对于这种情况,如果疏忽大意,疏于防范,就可能发展成近视、斜视、视神经萎缩等不可逆性眼病。

(二)防治方法

(1)选用中药:黄精、苍术、青葙子、玄参、地黄、地肤子等中药都有防治视力疲劳症作用,可以适时、适量选用。

(2)按摩调治法:其方法为双手的拇指与食指分别结成圆环,放在眼眶骨缘上,拇指的第二关节分别紧贴鼻骨两侧皮肤上。然后用指环擦摩眼眶周围皮肤,拇指中节上下滑动,上顶眼眶,下到下眼缘。如此上下按摩,每回做功 300 次。做功之后几分钟内,视力疲劳症状便完全消失。

(3)干洗脸:闭眼用手掌干洗脸,向上推摩到发际,只向上不向下。如能精神集中,全身放松,按摩几分钟后便会感觉有欣快感。这种快感,一能缓解眼疲劳,二可调节全身抗病能力。动作要徐缓,手法要轻柔,每次按摩 10 分钟左右。

(4)营养与饮食:一要补充维生素 A 与维生素 B_1。二要在饮食上多吃维生素 A、维生素 B_1 含量高的食物,如肝、蛋、豆制品、玉米油、带鱼等含维生素 A 成分多;标准面粉、小米、玉米、薏苡仁、绿豆、核桃仁、葵花子、紫菜等含维生素 B_1 多。

(5)注意事项:一旦有视力疲劳现象出现,就应当引起重视。一要停止用眼;二要停止在暗淡光线环境下工作。

第六章　外科疾病

一、类风湿关节炎(痹证)

(一)疾病特点简介

痹证,西医学称风湿症,民间也叫风湿症。中医学把痹证分为风痹、寒痹、湿痹和热痹;西医学把此病又分为类风湿、风湿性关节炎等。主要特点是以关节为主的肿痛、运动障碍为主要表现。

(二)治疗

1. 偏方、验方、秘方疗法

(1)制天南星、羌活各 10 克,用水煮 30~40 分钟,去渣取药汁分 2 次服。适用于风寒湿痹(《本草纲目》)。

(2)铁屑用布袋装起来,然后将醋泼在袋中的铁屑上,即会产生热气。把发热的铁屑袋包裹在患病关节上,进行热敷。治疗风湿性关节炎有很好的效果。

(3)把大豆炒至深黄色,用酒煮 8 分钟,取酒饮,不限量(但不可饮醉)。治风寒湿痹及久治不愈的关节炎。

(4)炒黄的薏苡仁,用酒煮 10 分钟,取酒饮,不限量(但不可饮醉)。适用于各种风湿症。

(5)乌蛇或白花蛇泡酒,每次饮 50 毫升,每日 2 次。治顽固性风湿性关节炎(《本草纲目》)。

(6)羊胫骨泡酒,每次 60 毫升,每日 2 次饮用。治风寒湿痹。

(7)皂角子研细末,每次服 6 克,每日 2 次。治腰腿寒湿性疼痛(《本草纲目》)。

(8)草乌、天南星各等份,再加入半份附子,研成细末,用生姜汁与白酒调成稠糊,敷在关节上。适合风寒湿痹(《本草纲目》)。

(9)乌头(去皮去尖)研成细末,用醋调成稠糊,敷在冷痛处。适合风寒湿痹(《十便良方》)。

(10)把晒干的凤仙花研成细末,每次3克,每日2次,空腹用米酒送服。适合风寒湿痹。

(11)以薏苡仁粥为主食。主治湿热类痹症,关节红肿疼痛与脾湿(即脾为湿困)(《本草纲目》)。

(12)黄柏、苍术各等份,用70度酒精(或高度白酒)浸泡3日以上;然后用护膝(或用旧袜腰代替)套在患病关节上,每日取药酒撒在护膝上数次,日夜不脱掉护膝,直到病愈为止。适合一切风湿性关节炎。

(13)尖辣椒剪碎,用70度酒精(或高度白酒)浸泡。浸泡3日后,取酒涂搽疼痛关节或一切寒痛部位。涂酒时局部灼痛,一会儿即缓解;涂1次就会减轻,2~3次多能获得阶段性痊愈。

2. 非药物疗法

(1)适量运动:①慢跑,每次20分钟,早晚各1次。②较快的步行,每次40分钟以上,每日2次。

(2)轻松甩腿法:主治膝、踝关节炎。其做法是手扶某物,健足踏地,患腿肌肉完全放松,前后自然甩动。精神必须完全集中到患病关节上,每次甩30~100下,每日2次。适合慢性风湿性膝、踝关节炎。

(3)抡臂治肩关节炎:双臂前后各抡40~100次。治疗肩关节运动时疼痛,活动受限制。用此法治肩关节炎,只要坚持2~3个月,就可以基本痊愈。

(4)针刺:取穴关元、腰阳关、足三里、阿是穴(哪痛扎哪)。

(5)拍打:拍打患病关节四周,直到把皮肤拍打至深红色为止。治风湿性关节炎。

(6)火针:用火把针烧到70℃左右,针刺患病关节局部及局部穴位。也可以先把针刺进去,然后用烟火烤针。适用于风寒湿痹。

(7)刮痧法:用揪痧或用指挗挤痧,或用钝圆滑润的硬质扁物刮痧。总之,只要使局部皮肤出痧,就会获得满意的治疗效果。

(8)拔火罐:根据不同部位,采用大小不同的罐子。

3. 现代医疗方法

(1)吡罗昔康每次 20 毫克,每日 1 次,口服。主治风湿性关节炎。

(2)布洛芬每次 0.3~0.6 克,每日 2 次,口服。

4. 营养与饮食疗法

(1)如果属于风寒湿性,要多吃温热性食物,如辣椒、胡椒、葱、蒜、八角茴香、桂皮等物;偏温性食物,如大米、白面、蚕豆、籼米、扁豆、烧酒、米酒、芥菜、香菜、白薯、山药、南瓜、木瓜、石榴、杨梅、核桃、莲子、红糖、雄蚕、鲤鱼、鲫鱼、鲢鱼、鲇鱼,以及牛、羊、鸡、狗肉等。

(2)需要补充钾、钙、镁、锌及维生素 A、维生素 C。

(3)口服维生素 B_6 有治疗关节炎作用;也可以从谷、豆、蛋及酵母中获取。

(4)磷可以减少疼痛,可以从肉类食物中获取。

5. 禁忌与注意事项

(1)适量运动对本病康复有好处。但是,要循序渐进,不可冒进。

(2)每次出汗,必须及时擦干。

二、痛 风

(一)疾病特点简介

痛风多由高尿酸血症引起。高尿酸血症初期,可无症状;急性关节炎发作期,病人常在半夜突然起病,由于关节疼痛而惊醒。最初为一侧关节发病,偶尔双侧先后发病,以第一拇指关节为多见。

其次为踝、手、腕、膝、肘等关节。病情反复,可发生多个关节红、肿、热、痛及活动受一定限制。发展成为慢性时,多处关节受累,越来越频繁,缓解期间缩短,疼痛加剧。此病在中医学中属于"风湿痹症"

(二)治疗

1.偏方、验方、秘方疗法

(1)牛蒡子泡酒,每次饮 60 毫升,每日 2 次。"治风湿久痹,筋急骨痛二十年风疾"(《本草纲目》)。

(2)羌活研成细末,每次 9 克,每日 2 次,用温米酒送下。治疗一切风湿,不问新久透骨掣节(《本草纲目》)。

(3)樟木屑 5 000 克,放在宽口容器里,然后加水煮;然后将病侧肢体放在容器口上,用药气熏(要保护好眼睛,以免被药气熏伤)。主治风湿性关节炎(《本草纲目》)。

(4)薏苡仁 400 克,杏仁 15 克,甘草 20 克水浸液,共煮粥食用。治关节肿胀不能伸屈。

(5)防己 9 份,木鳖子 1 份,研成细末,每次 10 克,用温酒送服。主治痛风(《本草纲目》)。

(6)治痛风方 1:草乌头 100 克,豆腐片 200 克。2 药加水 2 000 毫升煎煮,煮沸 30 分钟后,把草乌头捞出来,晒干,制成细末,每次服 2 克,1 日 2 次。

(7)治痛风方 2:白芥子 60 克,捣成泥,用醋 100 毫升把芥子泥调成芥子酱,外敷肿痛处。

(8)治痛风方 3:羊胫骨 500 克,敲碎,用白酒 1 500 毫升浸泡 5 天后,每次饮酒 60 毫升,每日 2 次。

(9)治痛风方 4:牛皮胶 60 克,用姜汁 120 毫升把牛皮胶溶化之后,外敷肿痛处。

2. 非药物疗法

(1)针灸。治疗痛痹,针刺关元、腰阳关、膝阳关、足三里穴及阿是穴(疼痛部位);治疗热痹,针刺合谷、大椎、行间穴及阿是穴(疼痛局部)。

(2)用刮痧法治疗。

3. 现代医疗方法

(1)秋水仙碱口服。首次1毫克,以后每2小时0.5毫克,直至症状缓解。此药不良反应较大,不可随意增加剂量。

(2)吲哚美辛每次250毫克,每日3次,口服。

(3)布洛芬每次0.3~0.6克,每日3次,长期口服可以适当增量。

(4)别嘌醇(又叫痛风宁,痛风立克)每次100毫克,每日2次,口服。主治慢性痛风。

4. 营养与饮食疗法

(1)防治痛风,饮食要三多、三少。三多是多饮水、多食碱性食物、多吃蔬菜;三少是少喝汤、少食酸性食物、少吃饭。

(2)少吃海鲜和高蛋白食物,如沙丁鱼、鳗鱼、虾、蟹、干贝、鱼皮、动物肝脏。

(3)适当补充维生素B_1、维生素B_2、维生素C、维生素B_6,或多吃这类营养含量高的食物,如豆制品、蛋黄、绿叶菜、花生、水果等。

5. 禁忌与注意事项

(1)不吃动物心、肝、肾等。

(2)戒烟、戒酒。

(3)不吃酸性食物。

第六章 外科疾病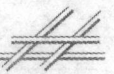

三、外伤自救与互救

(一)疾病特点简介

在某些内外因素的作用下,人体常常会受到意外的伤害,如擦伤、割裂伤、轧压伤、高处坠落伤、贯穿伤等,导致皮肤破裂或破碎,或筋骨断裂、血管断裂,不同程度出血、骨折、内脏损伤、颅脑损伤等。

(二)自救注意事项

1. 首先要把伤情弄清楚,然后再根据不同情况分别进行救治

(1)看皮肌是否破裂,破裂程度,有无中度以上出血。如果有鲜红色喷射样出血,这是中小动脉破裂了;如果血色深红色,多是静脉破裂出血。

(2)根据活动受限制程度,骨磨擦声或局部是否有异外隆起,初步判断是否有骨折。

(3)如果自我感觉烦躁无力、头晕口渴,这可能是休克的先兆。

2. 自我救治与互相救治

(1)要重视出血情况,并且要根据不同情况采取有效措施。

要合理包扎,如果是小伤口,找一块干净的布或从衬衣上撕下来一块布,盖在伤口上,加压包扎,出血就可停止;出血较多,可以把布垫适当加厚,压迫伤口再进行包扎,就能止血;若是喷射样出血,可能是较粗的动脉出血,如不及时止血就会有生命危险;若伤口加盖任何布垫也止不住血,就要在出血的上端用绳索(布带或胶带)紧紧勒住,直到出血基本上止住为止。这样可以为进一步救治争取时间。受伤肢体要尽量抬高,以减少出血与渗血的压力。

(2)若有骨折征象,就必须减少对患肢的移动,以免加重伤情。如果是孤身一人,自己要想法拿到身边任何条状硬物,如树枝、木板、铁条、铁板等。有力气时,最好把能折断的东西折成33厘米长左右,把这些条状物与伤肢平行摆放,内垫衬布,然后用布条、绳索甚至葛条,把它们牢牢的与伤肢捆绑在一起,以起到对骨折的固定作用;若是开放性骨折,就要先止血,而后固定。并且同时向110或120发出求救信号。

(3)对于单纯的软组织创伤,如有条件要初步清理一下伤口,清除各种异物。如果有干净水,可以清洗一下伤口,再加上简单的覆盖,等待救援。倘若救援不可能来,就用衣裤暂时做一个简单的担架,把病人抬到安全的地方;倘若身边只有一个人,就想办法弄一棵小树压扁枝条,把病人放在上面,一个人把伤员拽到公路边等待救援。

(4)出血伤员,如果有水可以多喝点水,以改善血容量。

(5)如果疼痛,可以服任何能得到的止痛药。

(6)如果发生了晕厥,身上有针可以刺人中、百会、涌泉等穴;如果没有针可以用手指按压或指甲切压穴位。

(7)若怀疑脊柱骨折,更不能轻易搬动,任何移动都可能导致病人终生站不起来,要努力在就近寻找一切能固定脊柱的东西,如板条、木条、枝条、铁条等,把这些长条物截成1米左右的长度与脊柱平行排放在病处,用绳索、布条或葛条把长条硬物紧紧地捆扎在背脊上,用以固定脊骨的位置。长条物里边必须先垫上一些衣布类东西,以免刺伤皮肤。

(8)就地寻取救急之物。

①外伤晕厥,喝米酒与米醋。

②炒食盐,用酒送吃8克,有止血作用。

③槟榔与橘皮同食,有止外伤引起呕吐的作用。

④白灰外用,有止血作用(《本草纲目》)。

⑤服三七末6克,有止内外出血作用。

⑥用口吹伤口,有止血作用。

⑦雄鸡血与酒混合服用,有止痛作用。

(9)送到医院后

①要注射破伤风类毒素。

②要重新进行外科处理。

③适当应用抗生素,防止细菌感染。

④有骨折,请骨科共同处理。

⑤如果疼痛,根据不同程度用不同的止痛药。

(10)怀疑颅内出血,最好把病人调成半卧位,平卧不利于止血。

周围人要沉着冷静,既不要随便移动病人,也不要轻易调整姿势,更不要喧哗。声音嘈杂与慌乱的举动会引发病人情绪激动,使血压进一步升高,病情进一步加重。

(11)倘若呼吸停止,要做人工呼吸,最有效的人工呼吸是嘴对嘴吹气。吹气时,要捏病人鼻子堵住鼻道,每吹一次气3~4秒钟。

四、腰　　痛

(一)疾病特点简介

腰痛可见于多种疾病,如腰间盘脱出、创伤、扭伤、炎症、退行性变、腰肌劳损及肿瘤等。本书主要介绍一般治疗问题。

(二)治疗

1. 偏方、验方、秘方疗法

(1)补骨脂研成细末,每次12克,用米酒送下,每日2次。主治肾虚腰痛(《本草纲目》)。

(2)每天用山药做菜食用,主治肾虚性腰痛(《本草纲目》)。

(3)炙鳖甲研磨成细末,每次35克,用酒送下。主治腰突然剧痛(《本草纲目》)。

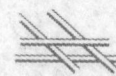

(4)桃花干粉每次3克,用酒送服,每日2次。主治瘀滞性腰痛;对于受潮湿引起的腰痛效果更好(《本草纲目》)。

(5)延胡索、当归、桂心各等份,研成细末,每次6克,用酒送服,每日2次。主治腰部暴痛(《圣惠方》)。

(6)天麻、半夏各200克,制成末,加水1 000毫升煮20~30分钟,待水基本煮干时,把药敷在腰痛处。主治风湿腰痛(《本草纲目》)。

(7)治肾虚腰痛方:鲜黄精1 000克,去皮,蒸30分钟后,晒干,磨成细末,每次30克,放入白酒80毫升中,煮沸3分钟,药与酒同服,每日1次。

(8)治肾阳虚腰痛方:从鹿角上刮下来的细末4克,用白酒60毫升煮剩30毫升时,趁温服下,每日2次。

(9)治肾阳虚湿痹腰痛方:仙茅300克,制成细末,经过九蒸九晒之后,用白酒1 500毫升浸泡4日后,每次服50毫升,每日2次。

(10)治气滞腰痛方:青木香150克,乳香150克,放入白酒2 000毫升中浸泡,4日后,每次饮40毫升,1日2次。

(11)治老年腰痛方:枸杞子100克,杜仲100克,放入白酒2 000毫升中浸泡5日后,每次饮50毫升,每日2次。

2.非药物疗法

(1)运动疗法:治疗腰痛,医界意见尚不一致。但是经过千百人的实践检验证明,运动疗法治疗绝大多数的腰痛,都有明显的疗效。

①后仰前弯运动。前弯与后仰角度,都要尽量大一些。运动障碍者,做此功要痛一些,要忍痛逐渐增加强度,早晚各做200次。

②左右侧弯运动。角度也要尽量大一些,并逐渐忍痛增加强度,早晚各做200次或更多。

③左顾右盼。双脚叉开站立不动,头左右回顾向后看,上身跟随左右转动,尽量大幅度扭转上身,早晚各做200次。

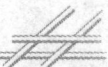

④抡臂拍打法。双臂用力左右抡开,双掌伸开,借双臂左右抡动之力,左右手同时拍打后腰与前腹相对应的部位,要用力甩,用力拍,早晚各做 200 次。

以上 4 法做功时必须都要做,实践证明此法对腰椎间盘脱出、腰肌劳损、非细菌感染性软骨炎症都有非常好的疗效,一个疗程 3 个月。病好后,每天做 1 次即可,一方面巩固疗效,同时还有健身作用。

(2)针刺疗法

①寒湿痛,针腰阳关、环跳、大肠俞、肾俞、委中等穴。

②肾虚腰痛,针命门、关元、肾俞、大肠俞、委中等穴。

③瘀滞性腰痛,针足少阳、足太阳、足太阴经穴。

3. 现代医疗方法

(1)腰椎间盘急性脱出,要卧硬板床 2~3 日。

(2)用药

①吡罗昔康每次 20 毫克,每日 1 次口服。主治骨关节炎(包括骨质增生)与风湿痛。

②布洛芬每次 0.3~0.6 克,每日 3~4 次口服。

③硫唑嘌呤每日 50 毫克,2 周后每日 100 毫克,口服。主治风湿疼痛。

(3)电疗或红外线照射。

(4)新法按摩。

4. 营养与饮食疗法

(1)适当增加维生素 AD、维生素 C、维生素 E 的摄入量,对治疗某些腰痛有辅助作用。

(2)对寒性腰痛病人,需要多吃温热类饮食,如香菜、栗子、辣椒、荔枝、白面及牛肉、羊肉、狗肉、鸡肉等。

(3)食用煮猪肾治疗腰虚痛(《本草纲目》)。

(4)羊头、羊蹄、羊脊骨加蒜炖服,治肾虚腰痛(《本草纲目》)。

(5)把大豆、糯米合一起炒微黄,敷在腰痛部位(《本草纲目》)。

(6)增加磷与维生素B_6有治疗腰痛的作用。这些营养含量高的食物有胡萝卜、鱼、肉、蛋、豆制品、豌豆、南瓜子、芝麻、花生等。

5. 禁忌与注意事项

(1)如果多方治疗无效,必须到医院进一步检查治疗。

(2)由风、寒、湿引起的风湿痛,少吃或不吃寒凉类食物,如冰制品、冰箱藏品等各种寒冷食物。

五、疖痈、疔疮

(一)疾病特点简介

疖痈与疔疮两者都是细菌感染的化脓性疾病。疖肿可分为有头疖与无头疖两种。有头疖先有黄白色脓头,疼痛剧烈,随后自行破溃,流出黄白色脓液,疼痛症状就开始逐渐减轻了,直至康复;无头疖,在初期肿块上头没有脓点,患处红、肿、热、痛症状逐渐加重,3~5日后溃头脓出而痊愈。

疔疮多生在面部,红、肿、热、痛都很重,疔疮的根部又深又硬。1周左右溃破脓出,2周左右基本全部排出来。多数有发热症状。在面部发生的疔与疖,绝不要挤压,否则可能发生菌血症。

(二)治疗

1. 偏方、验方、秘方疗法

(1)山慈姑粗末6克,苍耳粗末15克,合在一起,40%白酒80毫升浸泡3小时之后,滗出药酒,当日分2次热服,每次都要见汗。

(2)斑蝥、全蝎各等量,研成极细末(最好用细箩筛一下),然后再用凡士林调成10%的药膏,把此膏敷在疔(或疖)上,面积要大一些,药膏要厚一点,每日换1次药。用此药膏治疗疗(疖)未化脓者,可以内消;已经化脓者,可以使其速溃速愈。

第六章 外科疾病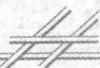

(3)甘草细末,每次用温开水送服6克,每日2次。经过2～3日治疗,痛与热的症状便会逐渐消退。

(4)采三伏天期间的紫花地丁全草,晒干后,研成细末,用适量的白面粉、醋和盐调成糊,敷在疗(疖)上,面积要大一些,药要厚一点。

(5)新鲜蒲公英、紫花地丁各60克,剁碎后,加水400毫升,煮10分钟,滗出药汁,1次服下,每日2次;把剩下的药渣敷在疗(疖)上。并且同时服氯苯那敏(扑尔敏)5～10毫克。如此治疗,会起到很满意的效果。

(6)甘遂细末适量,用淡盐水(或生理盐水)调成稀糊,贴敷在疗(或疖)上;同时把甘草15克加水100毫升煮20分钟,把药汁滗出来,当日分2次服下。李时珍在评此疗法时说:"二物相反,感应如此。"李时珍的话,是赞美此法上佳的疗效。

(7)赤小豆末,用凉开水调成稀糊,大面积敷在疗(疖)上。

(8)空口把黄豆嚼成糊,敷在疗(疖)上,包扎固定好;然后开始嚼食黄豆,边嚼边吞服,直到感觉腥味特别大,不能忍受之时,停止嚼咽。

(9)把适量新鲜芭蕉块根,捣成稀糊;然后,根据疗(疖)的面积大小,取适量的芭蕉根糊敷到疗(疖)上。

(10)夏天采适量新鲜核桃树皮(冬天用干树皮或根白皮)或叶,用1%的盐水泡软后,再捣成糊,敷在疗(疖)上。有止痛消肿作用。

(11)治疗手指疗毒疽疮方:急用火针挑破疮头,放出污血,待污血流尽之后,口中含一口从井中新汲的凉水,吸吮疮口,口中之水变温之后,再换一口凉水,一直吸吮到痛痒消失,病就好转了。

(12)治手指甲槽感染方:猪油10克,白土粉(白垩)10克,加水20毫升煮沸3分钟,待凉后,外敷痛指,并加盖包扎。

(13)治疗疮方1:用针沿着疗毒根部的红白界针刺1周,并且

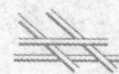

要从疔疮正顶针刺1针;然后,用雄黄粉涂于针眼上。

(14)治疗疮方2:鲜荆芥9克,加水200毫升煎煮,煮剩120毫升时,滗出药汁,分2次当日服完。

(15)治疗疔毒方:白灰100克,半夏100克,2药混合制成细末,用2‰盐水把药末制成糊,外敷疔疮。

(16)治代指(指趾细菌感染)方:用水把白面调和成生面饼,并制成生面指套;然后把卤汁2毫克倒进面指套内;最后把病指插进面指套内,24小时后摘掉。

(17)治鱼眼疔(疔疮之一种)方:枯矾粉50克,白面粉30克,共混匀,用水调成稠糊,外敷到疔疮上。此法也适用于其他各类疔疮。

(18)治疖肿初起方:白芷9克,生姜20克,2药混合捣如泥,然后用温酒90毫升1次性送服,取汗。

2. 非药物疗法

(1)针刺泻火解毒法:针刺委中、曲池、大椎穴。用泻法,针刺得气之时,强提插、慢抽针,放血数滴;或者围绕疔(疖)病变周围,针刺1周。但不宜针刺病变组织。

(2)酉时睡觉平阳清热法:病人在下午5~7时的时间段内睡1~2个小时觉,有养阴清热作用。在睡前30分钟先服地西泮(安定)5~10毫克,在临睡前饮300~500毫升凉开水,然后在地上轻轻走5分钟,这时已经困倦了,慢慢倒在床上,逐渐就睡去了;醒时再喝300毫升凉开水。一般2日后全身热象就会渐渐降退下去。

3. 现代医疗方法

(1)用鱼石脂软膏外敷,尚未溃破的直至使其破溃为止。

(2)选用适当抗生素

①青霉素,每日240万~2 000万单位,分2次加入250~500毫升生理盐水中,静脉滴注。

②普鲁卡因青霉素,每日40万~160万单位,肌内1次注射。

③阿莫西林,成人每日2～4克,分3～4次服用。

④先锋霉素5(头孢唑林钠)每次0.5克,肌内或静脉注射,每日3～4次。

⑤适当应用泻药通便,如开塞露,每次20毫升,肛内给药。

(3)若疮头已有波动,需切开排脓。

4. 营养与饮食疗法

在治疗期间,应当增加营养,重点应增加对此病有辅助治疗作用的营养。

(1)维生素A有排毒作用,各种动物的肝脏都有丰富的维生素A。但不要吃牛、羊、狗、鸡的肝脏,这类肝是温性,不利于疗(疖)的治疗。

(2)维生素B_5可产生抵抗传染病的抗体,花生与酵母里都含有比较丰富的维生素B_5,可以选用。

(3)维生素C有增加免疫功能及抗感染等作用,在绿色蔬菜中含有较多的维生素C。

(4)维生素E有促进肝脏排毒作用,核桃仁中含有丰富的维生素E。

(5)锌能增强人体免疫力,提高人体抵抗感染和疾病的能力。牡蛎、牛奶、全麦面包、海产品、芝麻、栗子、大豆及各种肉类都含有较多的锌,可以选择应用。但是,狗肉、牛肉、鸡肉、羊肉由于属温性,对清热不利,故应少用或不用。

5. 禁忌与注意事项

(1)禁止或少吃温热之类食物,如辣椒、胡椒、花椒、大料、桂皮、姜、葱、蒜、韭菜、蒜薹、洋葱、香菜、芥菜、扁豆、杏、桃、荔枝、桂圆、狗肉、羊肉、鸡肉、牛肉及鱼等食物。在急性期,甚至白面及萝卜、白菜都要少吃。其他含辣味的熟食品,如辣味肠、辣味方便面及辣味点心都应当不吃或少吃。

(2)病人精神要保持愉快,不要生气。

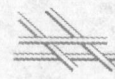

六、蛇咬伤临时自我处理

(一)疾病特点简介

蛇类大致可分有毒蛇与无毒蛇两种。无毒蛇咬伤只留下小小的牙痕,疼痛较轻;有毒蛇头部多呈三角形,色彩和斑纹鲜明,伤口也较大。有毒蛇伤人,如不及时抢救可致死亡。

(二)抢救的同时要马上向110或120求救

1. 偏方、验方、秘方疗法

如果认定是毒蛇咬伤,若有蛇药更好,没有蛇药可以就近弄些对蛇毒有治疗作用的草药先治一治。

(1)丝瓜根适量捣碎泡酒(药与酒皆满瓶),取酒饮用至小醉为度(《本草纲目》)。

(2)苋菜适量生吃。能吃多少就吃多少;同时把苋菜捣烂,敷在伤口上(《本草纲目》)。

(3)水芹菜适量生吃。尽量多吃;同时把水芹菜捣烂敷在伤口上。主治毒蛇咬伤(《本草纲目》)。

(4)凤仙花适量,用酒浸泡。取酒饮至微醉(《本草纲目》)。

(5)大豆叶适量,捣烂,敷在伤口上(《本草纲目》)。

(6)香油、黄药子、决明子、半边莲、扁豆叶、苍耳、益母草等,对毒蛇咬伤都有治疗作用(《本草纲目》)。

(7)治毒蛇咬伤方1:鲜地榆60克,捣烂榨汁,顿服,药渣外敷伤口。

(8)治毒蛇咬伤方2:三七6克,制成细末,顿服,用米汤送服。

(9)治毒蛇咬伤方3:贝母细粉6克,顿服,用温酒送服;然后继续饮酒至小醉。但要结扎伤口上端,防止毒液上行。

(10)治毒蛇咬伤方4:蜀椒60克,制成细末,用水调成稀糊,外敷伤口。

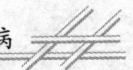

(11)治毒蛇咬伤方 5：牛蒡子 9 克，加水 150 毫升煎煮，煮剩 80 毫升时，滗出药汁顿服；4 小时后，可以再服 1 次。

(12)治毒蛇咬伤方 6：鲜水蓼青叶 60 克，捣烂榨汁，顿服，药渣敷伤口。

(13)治毒蛇咬伤方 7：鲜蓖麻叶 200 克，捣烂，敷到咬伤伤口处。

(14)治毒蛇咬伤方 8：甘草细末 6 克，白矾末 1 克，2 药末混同顿服，用冷水送服。

(15)治毒蛇咬伤方 9：雄黄 30 克，干姜 30 克，2 药混合制成细末，用白酒调成糊，外敷伤口上。

(16)治毒蛇咬伤方 10：蜈蚣 3 条，炙成褐色，制成细面，用白酒调成糊，外敷在伤口上。

2. 非药物疗法

用不同大小的火罐，把毒液抽出来，或用嘴吸出来；如果有空气压缩器具都可以用来吸毒液。

3. 现代医疗方法

应及时送医院请医生处理。

(1)注射特制的相应类型的抗蛇毒血清，目前主要有蝮蛇、五步蛇、眼镜蛇、银环蛇等抗毒血清。

(2)口服相关抗蛇毒中成药。

(3)根据各系统病情发展情况进行对应的抢救措施。

4. 营养与饮食疗法

许多营养对治疗蛇咬伤有辅助治疗作用，①维生素 A 有增加抗病力作用。②维生素 B_1 有改善神经与血液循环作用。③维生素 B_6 有防抽搐作用。④维生素 B_2 有维持神经正常活动的作用。⑤胆碱有排毒作用。⑥维生素 C 有抗病毒作用。⑦维生素 E 有解毒功能。⑧锌有增强抗病力功能。

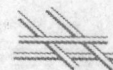

5. 禁忌与注意事项

时间就是生命,抓住一切机会抢救,不可迟延,要边处置,边找医生或医院。

七、蜈蚣咬伤

(一)疾病特点简介

因为蜈蚣牙齿上有毒,咬人之后就会发生一系列局部和全身症状,局部有瘀点,周围红肿,有剧烈痒与痛。严重者全身麻木,发热头痛,心悸呕吐,甚至抽搐。

(二)治疗

1. 偏方、验方、秘方疗法

(1)如果身边有季德胜蛇药,可立即服用。

(2)用雄鸡血涂在伤口上。

(3)甘草、雄黄各等份,研成细末,用菜子油调成糊,外敷咬伤处。

(4)用独头蒜,除去外皮,用蒜摩擦伤口(《本草纲目》)。

(5)生饮猪血,饮饱,吐出(《本草纲目》)。

(6)扁豆(芸豆、豆角)叶60克,捣烂,与氯苯那敏3片调和均匀,敷在伤口上,就会不痒不痛。

(7)治蜈蚣咬伤方1:蚌粉30克,用生姜(榨)汁50毫升调成糊,外敷咬伤处。

(8)治蜈蚣咬伤方2:用马齿苋(榨)汁涂伤口。

2. 现代医疗方法

(1)立即用肥皂水或5%碳酸氢钠水将伤口洗涤干净。

(2)用冰或冰水敷伤口。

(3)用普鲁卡因在咬伤周围封闭。

(4)疼痛重时,可以用止痛药。

第六章 外科疾病

3. 营养与饮食疗法

(1)适量口服维生素 A、维生素 B_1、维生素 B_6、维生素 B_{12}、维生素 C、维生素 E。

(2)食用高蛋白、高脂肪饮食。

八、蜂 蜇 伤

(一)疾病特点简介

蜂尾有毒刺,蜇人时通过毒针把毒液注入人体。蜜蜂蜇人较轻,黄蜂蜇人很重,群蜂蜇人,病情更严重,可发生头晕、恶心、发热、烦躁不安等全身症状。

(二)治疗

1. 偏方、验方、秘方疗法

(1)人参 30 克,放在口中嚼碎后咽下去(《本草纲目》)。

(2)把马齿苋菜捣成糊,敷在蜇伤处(《灵花方》)。

(3)紫花地丁捣烂外敷(《本草纲目》)。

(4)治蜂蜇伤方 1:黄土 30 克,用醋调成糊,外涂蜂蜇伤处。

(5)治蜂蜇伤方 2:朱砂 20 克,制成细末,用凉水调成稀糊,外敷伤口。

(6)治蜂蜇伤方 3:空口咀嚼盐粒成糊,外涂伤口。

(7)治蜂蜇伤方 4:青蒿 6 克,放在口中咀嚼成糊,外敷伤口。

(8)治蜂蜇伤方 5:用鸡蛋清涂伤口。

(9)治蜂蜇伤方 6:用高度酒精(或 60 度白酒)涂伤口。

(10)治蜂蜇伤方 7:用鲜楝树青叶榨汁涂伤口。

2. 现代医疗方法

(1)5%碳酸氢钠溶液洗伤口。如果是黄蜂蜇伤,用食醋洗涤伤口。

(2)有过敏史者,应当注射氯苯那敏,以防重度中毒。氯苯那敏成人每次5~20毫克,皮下注射。

(3)对症治疗:如果发生痉挛,可以注射葡萄糖酸钙,成人每次1克~2克,加入5%葡萄糖100毫升静脉滴注。

3. 营养与饮食疗法

(1)重者,应补给一定的热能及有排毒作用的维生素C、维生素E、胆碱及硫酸锌等。

(2)有过敏史者,口服维生素B_6及氯化钾。

九、毒蜘蛛咬伤

(一)疾病特点简介

毒蜘蛛的毒性不太大,被毒蜘蛛咬伤后,一般只是局部发生变态反应,如苍白、发红、起荨麻疹或局部肿痛。小儿症状较重。

(二)治疗

1. 偏方、验方、秘方疗法

(1)饮白酒至微醉,或用白酒洗伤口(《本草纲目》)。

(2)用奶洗涤伤口(《本草纲目》)。

(3)治毒蜘蛛咬伤方1:雄黄10克,制成细末,用醋调成糊,外敷伤口。

(4)治毒蜘蛛咬伤方2:鲜桑树叶500克,捣碎榨汁,每次服18毫升。

(5)治毒蜘蛛咬伤方3:饮牛奶300~400毫升,并用牛奶洗伤口。

2. 现代医疗方法

(1)可用普鲁卡因封闭四周。

(2)重者,可注射副肾素0.3毫克。

(3)也可静滴糖盐水。

十、肋软骨炎

(一)疾病特点简介

主要特征有:肋软骨疼痛、肿胀,但是不红,有压痛,绵绵疼痛,时轻时重。此病属于中医学的胁痛范围。

(二)治疗

1. 偏方、验方、秘方疗法

(1)黄连素、猪胆汁等量,炒干后磨成细末,每次服3克,早晚各1次。主治胁痛(《本草纲目》)。

(2)青橘皮、地肤子各等份,制成细末,用温酒送服,每次6克,每日2次(《本草纲目》)。

(3)食盐、生姜、葱白、韭菜、艾叶各等份,共捣烂,再炒热后,加醋稀释,外敷病处。

2. 非药物疗法

(1)针刺局部肿胀处。

(2)每日用手拍打800次,分2次进行。

3. 现代医疗方法

(1)用金诺芬与硫唑嘌呤治疗(见风湿节)

(2)红外线治疗。

4. 营养与饮食疗法

维生素 B_{12} 口服,有缓解肋软骨炎疼痛作用。

5. 禁忌与注意事项

忌生气上火。

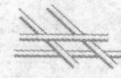

十一、烧烫伤

(一)疾病特点简介

烧伤与烫伤的原因主要有:沸水、热粥、火焰、滚油、化学品等,总的说来,多是高热作用于肌肉与皮肤所造成的。烧、烫伤常被划分成3度。皮肤潮红,轻微肿痛为Ⅰ度。即使不治,也可以自愈。倘若皮肤潮红,还有水疱,轻度水肿,剧烈疼痛,此为Ⅱ度烧烫伤。如果不发生细菌感染,可以治愈不留瘢痕;若烧、烫面积大,处理不当,也可能发生中毒症状或休克。如果烧伤的皮肤是灰白色或褐色,疼痛反而不重,触之坚硬,失去弹性,无光泽,表面光滑,累及肌肉,愈后有程度不同的瘢痕,这是Ⅲ度烧伤。Ⅲ度烧、烫伤多有并发症或出现全身中毒症状,烧、烫伤面积愈大,预后愈不好。因为我们是研究自疗的,所以我们着重介绍小面积的Ⅰ、Ⅱ度烧、烫伤的治疗问题。

(二)治疗

1. 偏方、验方、秘方疗法

(1)皂矾(青矾、绿矾)、柳枝灰各30克,氯苯那敏8毫克,共研成细末,用生理盐水调成糊,外敷在烧伤处。可以制止渗出,但是解决不了疼痛问题。

(2)当归细末适量,用香油调成糊,敷在烧烫处,适用Ⅱ度未破溃的烧、烫伤(《本草纲目》)。

(3)用鲗鱼蒸出的油,罐装埋在地下,7日后取出备用。于烧、烫伤后外涂患处(《本草纲目》)。

(4)大麦(或小麦)炒黑,研成细末,用1%盐水调和后敷于未破的Ⅰ、Ⅱ度烧伤或烫伤处(《本草纲目》)。

(5)在治疗尚未破溃的Ⅱ度烧烫伤时,首先把精盐粉末撒在被烧、烫伤处；然后把用白面调成的稀糊涂在精盐上面(《本草纲目》)。

(6)用獾油直接涂在患处,治疗烧、烫伤。

(7)《本草纲目》还介绍了许多治疗烧烫伤药。如甘草,用蜜煎出的液体外涂；大黄粉末,用蜜调成糊；蓖麻油调蛤粉；小麦炒煳研成粉；荞麦炒煳研成粉；小米炒煳研成粉；把核桃烧焦,取出仁研碎成末；黄柏(黄檗皮)炭末；大酱汁等外用,都有治疗烧、烫伤作用。

(8)治烧、烫伤方1：生石膏制成细末,根据烧、烫伤面积大小,取生石膏粉适量,用2%的盐水调成糊,敷到烧伤处。

(9)治烧、烫伤方2：丹参200克,放入牛奶1000毫升中,煮剩600毫升时,滗出药汁,洗烧烫创面。

(10)治烧、烫伤方3：白及100克,制成细末,用200毫升香油,把白及粉调成糊,外敷伤面。

(11)治烧烫伤方4：刘寄奴60克,糯米60克,2药混合制成细末,用2%盐水把药粉调成糊,外敷烧、烫伤处。

2. 现代医疗方法

(1)磺胺嘧啶锌,治疗烧、烫伤并有抗菌收敛和促进伤口愈合作用,是烧、烫伤的专用药；或用药膏,或研成细末直接撒在烫、烧伤处上。有磺胺过敏者禁用。

(2)磺胺嘧啶银,作用与磺胺嘧啶锌大致相同。治烧、烫伤用1%磺胺嘧啶银软膏,或1%的乳膏。有磺胺过敏者禁用。

3. 营养与饮食疗法

(1)较大面积烧烫伤的主食,都应当多吃用薏苡仁做出的食物,此米有燥湿收敛与清热作用,其次是炒小米稀饭。

(2)较大面积烧伤,应当增补营养。但是,只可从荞麦、猪肉、乳制品、豆腐、绿豆、蘑菇等凉性食物中获取。

4. 禁忌与注意事项

禁吃鱼肉和各种辣性食物。

十二、腰背肌劳损

(一)疾病特点简介

长时间低头工作,如插秧、锄地、拔草、读书、写字、上网、游戏等,时间一长都会引发腰背疼痛,久而久之会引发骨质及软组织种种疾病,如骨质增生、肌纤维劳伤、脊柱畸形等,发病率很高。主要表现为:腰背慢性酸痛,不能久坐,更不能长时间低头工作。

(二)治疗

1. 偏方、验方、秘方疗法

(1)羌活、麻黄各等份,混合研成细末,每次6克,每日2次,口服(《本草纲目》)。

(2)白芥子泡酒(白芥子占酒的2/3空间),用此酒不断涂腰背病处(《本草纲目》)。

(3)菊花20克,用水煮10分钟,水与花一块服下去,每日2次(《本草纲目》)。

(4)每天吃40~80克栗子(《本草纲目》)。

(5)腰痛剧烈,可把鳖甲焙成黄色,研成细末,每次服15克,每日2次(《本草纲目》)。

(6)桂枝研成细末,用醋调和涂病处。

(7)治腰背肌劳损方:生牵牛子30克,熟牵牛子30克,硫黄8克,3药混合制成粉末,用稀面糊调和药粉,制成梧桐子大药粒,每次服40粒,每日2次。

2. 非药物疗法

(1)按摩。用推、捋、擀、捏等手法,按摩病位。

(2)运动特效疗法

①左右扭肩法。双臂微弯,反复向左向右扭肩,并使背、腰疼

痛肌肉参与活动,左右各扭动200次。疼痛部位肌肉尽量放松,意念尽量放在痛处。

②后仰前弯法。上身不断前俯后仰,角度要大一些,前弯后仰各做200次。疼痛部位肌肉要放松,意识放在病处。

③左斜右倾法。上身向左向右,反复倾斜,角度要大一些,疼痛部位肌肉完全放松,各做200次。

④扭腰法。下身不动,上身向右向左反复扭转,疼痛的腰部肌肉放松,旋腰的力度要大,每日做200次。

⑤振臂法。双臂肘关节弯曲,双手握拳,分别向左向右振臂,要用力,背脊放松,振臂200次。

首次得病,用此法治疗1次就能缓解。如果是慢性腰背痛,只要天天坚持做,3个月以内彻底痊愈,病愈仍需做下去。既为了巩固疗效,又为了活血保健。

(3)用抡臂拍打的方法也有很好的疗效,借抡臂之力,拍打疼痛部位,每次做200～300次。

(4)拔火罐。在痛处拔火罐(或水果罐头瓶)。把酒精(或60多度的酒)涂在罐壁上点燃,从上向下拔罐。如果用软纸做燃料,必须罐口向前,病人站或坐位,这种姿势不会燎皮肤。

(5)用刮痧法治疗。

3. 现代医疗方法

(1)用红外线治疗。

(2)用新按摩方法治疗。倘若不是外伤,可以用脚踩揉疼痛部位。

4. 禁忌与注意事项

(1)凡是需要长时间弯腰工作,要每小时直腰活动十几分钟,按照上边介绍的方法运动后再继续弯腰工作。

(2)尽量把弯腰工作,改为直腰工作。

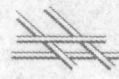

十三、蝎子蜇伤

(一)疾病特点简介

蝎子蜇人后,毒素注入人体,引起中毒,可产生剧烈疼痛、发热、呕吐、恶心等症状。

(二)治疗

1. 偏方、验方、秘方疗法

(1)抓一个大一点的活蝎子,捣烂如泥,敷在伤口上(《本草纲目》)。

(2)用米醋调明矾,涂在伤口上(《本草纲目》)。

(3)半夏研成细末,用水调成糊,敷在伤口上(《本草纲目》)。

(4)壁虎1只,把鸡蛋打破一端,将壁虎装入蛋中备用。当被蝎子蜇时,把蛋中的汁液,点在伤口处(《青囊》)。

(5)治蝎子蜇伤方:用浓卤汁涂伤口。

2. 非药物疗法

用小罐子或嘴吸出蝎毒。

3. 现代医疗方法

(1)用碳酸氢钠液体洗涤或外敷伤处。

(2)0.5%的普鲁卡因封闭蜇伤周围。

(3)蛇药用酒调匀后外敷。

十四、落　枕

(一)疾病特点简介

落枕又叫失枕,这是一种颈部软组织疾病。睡觉时头位长时间左倾右斜、过高过低,或者长时间低头读书、写字、劳动、娱乐等,由于颈部软组织长期绷紧,而引起劳损;颈部受寒湿,也能造成此病。患此病的人,自己感到颈部酸痛不适,左右前后活动更痛;重者疼痛波及肩背及上肢,甚至诱发颈椎综合征。

(二)治疗

1. 偏方、验方、秘方疗法

(1)黑大豆当枕瓤,每晚枕之。

(2)用荆芥当枕瓤,每晚枕之(《本草纲目》)。

(3)防风一味,研成细末,每次 6 克,用热酒送下,每日 2 次(《本草纲目》)。

(4)羌活、白芷、藁本、菊花、贝母对此病都有治疗作用。

2. 非药物疗法

(1)针灸:针刺后溪、悬钟穴及疼痛局部。

(2)颈部放松运动法:在肌肉放松的情况下,头自然向左和向右歪倾,各 300 次,前倾后仰各 300 次,左右扭头各 300 次。成功与否在于颈部肌肉能否放松。如果颈部肌肉能完全放松,做功一次就基本痊愈。

(3)刮痧:在疼痛部位,用捋、刮、揪、挤等方法(具体做法,请参考前文)刮痧,把皮肤刮出紫红色,落枕就会基本消失。

3. 现代医疗方法

(1)红外线治疗。

(2)用抗风湿药:①金诺芬每次 3 毫克,每日 2 次,口服。②消痛灵每次 0.25 克,每日 2 次,口服。

4. 营养与饮食疗法

(1)生物素(维生素 H)有消解颈肌疲劳减轻疼痛的作用,鱼肉、蛋、奶、豆制品中含量高。

(2)钙有治疗落枕时肌肉痉挛的作用,海产品、乳类、绿花椰菜含量都较高。

(3)镁有缓解落枕时肌肉强直作用。乳、肉、鱼含镁高。

5. 禁忌与注意事项

(1)要摆好睡眠时头部的姿势,使头不歪不斜,不高不低。

(2)枕头的高矮,要与自己一侧肩的宽度大致相等。

(3)睡觉期间避开一切对流风,更不可开风扇直吹。

(4)长期低头工作、学习、劳作、游戏的人,要1~2小时做一次颈部操。

十五、胆 囊 炎

(一)疾病特点简介

胆囊炎与结石、胆固醇代谢紊乱、胆管蛔虫和细菌感染有关。主要特点为:右上腹(或中右上腹)剧烈疼痛、恶心、呕吐、发热,胆管严重堵塞时全身发黄,常在吃油腻后发病,右上腹有压痛和腹肌紧张。遇到上述情况,应去医院治疗,如去医院不便,暂时可用以下方法治疗,但须同时积极准备送医院治疗。

(二)治疗

1. 偏方、验方、秘方疗法

(1)黄连、猪胆汁各等量,炒干,研成细末,每次6克,用开水冲服(《本草纲目》)。

(2)鲜薏苡仁根每次30克,用水煮15分钟,服药汁,每日2次。主治胆结石疼痛(《本草纲目》)。

(3)数枚古铜钱煮水服。"治腹胁疼痛,欲死"(《本草纲目》)。

(4)大量鲜蒲公英,捣成泥,敷在右上腹疼痛部位(《本草纲目》)。

(5)大黄米面、白灰各等量,用醋调和成糊,敷在右上腹的疼痛处(《本草纲目》)。

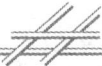

2. 非药物疗法

(1) 如果是反复发作,每天睡觉时用手掌捂在右上腹,可以减少发作次数。

(2) 在发作时,针刺期门、太冲、阳陵泉、京门、膈俞等穴,用泻法。

(3) 每天做舒肝操,双手十指互相交叉,掌背朝上,从右侧肋缘向下虚推 300 次,心中想象肝中有水,被不断推到两脚。

3. 现代医疗方法(由医生施治)

(1) 抗菌治疗。①阿莫西林每次 1 克,每日 3 次,口服。②青霉素每次 160 万~240 万单位,每日 3 次,肌内注射。③氟哌酸每日 400~800 毫克,分 4 次服。

(2) 重度疼痛,可用阿托品(0.5 毫克)与吗啡(10 毫克)联合肌内注射。

(3) 有手术指征时须手术治疗。

4. 营养与饮食疗法

(1) 由于反复发作和呕吐等原因,必然营养缺乏。故应当增加营养,尽量从饮食中摄取。并可以口服维生素 C 与维生素 E。

(2) 多食偏凉性食物,如豆制品、乳类、蛋类、小米、荞麦、薏苡仁、绿豆等。

5. 禁忌与注意事项

(1) 忌食一切辣味和各种热性食物,如杏、桃、荔枝、鱼肉、牛肉、羊肉、狗肉、鸡肉等。

(2) 忌食油腻和不易消化食物。

十六、肩 周 炎

(一)疾病特点简介

肩周炎指风湿性肩关节炎,最主要的表现是关节及软组织疼痛,其次是肩关节运动不同程度的障碍,这种障碍初期较轻,几个

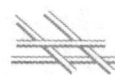

月后,这种障碍转为持续性,功能障碍更加严重。

(二)治疗

1. 偏方、验方、秘方疗法

(1)羌活制成细末,每次 6 克,用酒 30 毫升送服,每日 2 次。"不问新久,透关利节"(《本草纲目》)。

(2)牛蒡根研成细末,每次 9 克,加酒 100 毫升中,煮剩 50 毫升,1 次服下,每日 2 次。治湿热性关节炎,"筋挛骨痛,一二十年湿痹症"(《本草纲目》)。

(3)石菖蒲制成细末,每次 6 克,用水送服,每日 2 次。治"风湿麻痹,拘挛不遂"(《本草纲目》)。

2. 非药物疗法

(1)旋臂运动疗法:是治疗此病最佳疗法,肩关节每天做 2 次抡臂运动,顺时针抡 50~100 次,逆时针抡 50~100 次。臂要抡到位,忍痛抡,肩关节肌肉尽量放松,意念全神贯注在关节,方法无误的话,新病 1 周痊愈,轻病 1 个月痊愈,重病 3 个月痊愈。预防:每日 1 次,每次前后各抡 50 次。治肩周炎。

(2)拔火罐:在肩周围拔 4~5 罐,效果也很好。

(3)针灸:针刺肩髃、肩井、外关和局部痛点,用慢刺快出法。

3. 现代医疗方法

(1)阿司匹林肠溶片每次 0.3~0.6 克,每日 3 次,口服。

(2)吲哚美辛每次 25 毫克,每日 3 次,口服,或吡罗昔康 20 毫克,每日 1 次,口服。

(3)金诺芬,每次 6 毫克,口服。

(4)地塞米松,每次 0.75~1.5 毫克,每日 3 次,口服。

4. 营养与饮食疗法

如果全身有疲劳不适感,要增加饮食中的营养量。

5.禁忌与注意事项

(1)为防风湿寒邪再度侵犯,禁止睡卧草地、土地及湿床上。

(2)少穿短袖衣服,更不宜穿背心往外跑。

(3)出汗时不宜站在对流风处。

(4)忌吃冰制品和冰箱内藏品;疲劳时,不宜吃冷饭、水果(桃、杏、荔枝、桂圆例外)。

(5)衣服汗湿或雨淋,一定要及时换掉。

十七、颈椎病

(一)疾病特点简介

颈椎病,是由于颈椎骨质增生与退行性病变引发的一系列症状。如骨刺压迫了神经根,引起颈与肩疼痛,并且向远端放射,重者有阵发性剧痛;部分病人有头晕、耳鸣、耳痛及针刺样向手臂放射性疼痛,或者手握力减退;压迫血管时,除了颈臂疼痛之外,还会有胃肠、呼吸与心血管症状,以及头痛、头晕、呕吐、视物不清等;若压迫脊髓,会发生下肢发紧、发麻、无力、行走困难、上肢麻木、手无力、拿东西易滑落等症状。

(二)治疗

1.偏方、验方、秘方疗法

(1)防风6克,研成细末,加酒60毫升,煮5分钟后,连药带酒,1次服下。"凡颈痛、颈僵、不敢转头者,当用此药"(《本草纲目》)。

(2)荆芥炒微黄,做枕头与褥子使用。立春停止使用(《本草纲目》)。

(3)羌活、藁本、白芷、薄荷、菊花等都有治疗颈椎病的作用。

2. 非药物疗法

(1)颈椎病康复法:取站式,首先调整呼吸 36 次,调至细、匀、长(以细匀为主),然后开始做功。①头前垂后仰,各做 200 次。整个过程颈部肌肉必须完全放松,意念时刻检查放松情况。②头左顾右盼,分别向左、向右各扭转 200 次。转头要完全在颈部肌肉和神经放松的情况下进行,扭转不要用力。③头左歪右倾,向左向右各倾歪 200 次,也必须在颈部肌肉完全放松的情况下进行。近期新病,数日即愈;久病,大约 2 个月基本痊愈。病愈后,还要天天做功,每次各做 100 次,以巩固疗效。

(2)针灸:针刺足太阳、足少阳经穴及大椎、风池、昆仑穴。或在颈椎两侧用排刺法。

(3)拔火罐:在颈椎两侧拔罐。

(4)刮痧:可以用揪、捋、刮、挤等法。

3. 现代医疗方法

(1)牵引法。用牵引器,做颈部牵引。

(2)新法按摩推拿。在颈肌完全放松情况下,用双手从痛处上界向下捋,每次做 20 分钟,每日 1 次。

(3)局部用普鲁卡因封闭。

(4)食醋外敷。

(5)手术。

4. 营养与饮食疗法

(1)病程长,应适当加强饮食营养。

(2)维生素 B_5 有抗风湿性关节炎作用;维生素 E 有减轻手足僵硬作用。

5. 禁忌与注意事项

(1)避免或减少头向任何一侧长时间倾斜。

(2)枕头高低要适合,睡时头位要正直。

(3)预防颈外伤。

第六章 外科疾病

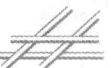

十八、腰椎间盘突出

(一)疾病特点简介

本病为腰椎间盘退行性变、破裂、移位或向椎管内突出,由于压迫部分脊髓而发生一系列症候。主要特点为:腰痛及沿坐骨神经走行方向的腿痛,即臀部、大腿内侧、小腿外侧、足跟及足背外侧疼痛。常是单侧痛,剧痛难忍。一般止痛药治疗无效;活动、弯腰、咳嗽、喷嚏、排尿时疼痛更重;卧床或不动疼痛减轻。

(二)治疗

1. 偏方、验方、秘方疗法

(1)延胡索、当归、桂心各等量,混合研成细粉,每次1.5克,用酒送服,每日2次。"止暴腰痛"(《本草纲目》)。

(2)甘遂3克,装入一个猪心中,用火烧熟,一次吃完。"治闪腰痛"(《本草纲目》)。

(3)莴苣子与小米各3份,乳香与没药各1份,并制成药末。前两味用水煮烂成粥,用此粥把后两味药末,制成梧桐子大小的药丸,每次服60丸,每日2次(《本草纲目》)。

(4)丝瓜根烧焦后研成细粉,每次用酒送服30克,每日2次,有良效(《本草纲目》)。

(5)芥菜子,研磨成细末,用酒调成糊,敷在病处(《本草纲目》)。

2. 非药物疗法

(1)腰部运动疗法(适用于慢性疼痛期),调呼吸3分钟,使呼吸达到细、匀、长的状态。

①上身做前俯后仰活动各做200次,腰部肌肉要完全放松,意念监视腰部的放松情况。

②上身再做左倾右斜运动,左右各做 200 次。腰部肌肉完全放松。

③腰部肌肉完全放松,再做向左向右转身运动,各做 200 次。

④拍腰:双臂左右抡圆,双掌半握拳,借抡臂之力,拍打前髋与后腰,各拍打 200 次。要用力打,但是腰部肌肉不得用力。如果病生不久,几乎做完功以后,症状就似乎消失;以后每日 2 次,症状会在几周后完全消失。痊愈后每日做 1 次,拍打 100 次,以巩固疗效。

(2)针灸。针刺足太阴、足太阳、足少阳经穴及血海、膈俞、大肠俞、环跳、三阴交穴。手法快刺慢出;慢性痛时,慢刺快出。

3. 现代医疗方法

(1)疼痛重时,卧硬板床。

(2)药物疗法:用止痛消炎药可减轻水肿和疼痛。

(3)骨盆牵引术,可减轻神经根压迫。

(4)新推拿法。病人俯卧,施术者站立,用脚前掌踩揉疼痛部位,每次 20 分钟,每日 1 次。

(5)地塞米松每次 0.75~1.5 毫克,每日 3 次,口服。

4. 营养与饮食疗法

(1)宜高热能、高维生素及高微量元素的饮食。

(2)重点补充:①维生素 B_1,有改善神经功能作用。②维生素 B_6,对骨关节有治疗作用。③维生素 P,有防治运动伤害作用。④维生素 B_{12},有预防神经受损伤作用。

5. 禁忌与注意事项

(1)患病期间,做任何活动都要预先有思想准备。

(2)发病期间应预防感冒,设法防止打喷嚏。

十九、膝关节炎

(一)疾病特点简介

膝关节炎,西医叫膝关节滑囊炎;中医学叫膝眼风、鹤膝风等。主要特征为:①疼痛,运动时更痛。②膝关节由于肿胀,比较僵硬。想达到平时活动的角度,就特别痛。③重时,运动障碍,全身乏力,或有发热,体重下降等症状。西医学认为,是因为过度运动及外伤导致液体渗出造成的;中医学认为,是由风、寒、湿等邪气侵袭所致。

(二)治疗

1. 偏方、验方、秘方疗法

(1)大豆炒焦以后,用白酒浸泡,每日饮豆酒,每次80~100毫升。主治湿痹膝痛(《本草纲目》)。

(2)用醋煮8块青砖,煮沸10分钟;把膝关节用几层布裹好;从醋中捞出4块砖,放在已经裹布的病关节四面,外边再用衣物或布包裹。等4块砖凉时,再换另外4块砖,换2次即可,每日1次。

(3)豆汁、60度酒各等量,对在一起,取酒饮至微醉为止。治"膝挛骨痛"(《本草纲目》)。

(4)皂角子炒黄,制成细末,每次4克,用酒送服。治"腰脚风痛,不能走"(《本草纲目》)。

(5)黄柏、苍术各等量,用60度酒浸泡,把药酒倒在护膝上。再把护膝穿在病关节处;然后,每日往护膝上倒1次药酒,7日后,病情稳定,1个月后,有可能康复。

(6)尖辣椒剪碎,用酒浸泡24小时后,取酒搽病关节。涂药时很痛,故在涂前,先用猪油擦一下皮肤,涂药3~4次,就可以阶段性康复。适用于寒湿型。

2. 非药物疗法

(1)甩腿：站在有支持物的地方，一手扶支持物，病腿不断前后甩动，每回甩 30～100 次。应注意：①膝关节肌肉与肌腱要完全放松。②膝关节尽力屈曲，忍痛努力甩。③膝关节不用力，甩腿完全靠大腿带动。主治慢性运动障碍。

(2)自然行步法：走步时，膝关节毫不用力，完全依靠大腿迈步之力，带动小腿甩动。脚步要轻抬和轻落，但是甩出的力度要大。主治膝、踝关节炎慢性期及外伤。

(3)针灸：针刺足太阳、足少阳经穴及委中、肾俞、腰阳关、环跳、阳陵泉、大肠俞等穴。施针要快刺慢出。

3. 现代医疗方法

(1)吲哚美辛每次 25 毫克，每日 3 次，口服；或金诺芬每次 3 毫克，每日 2 次，口服。

(2)青霉胺每次 0.5 克，每日 2 次，口服。

(3)泼尼松每次 5～10 毫克，每日 2～4 次，口服。

4. 营养与饮食疗法

风湿病带有全身症状时，会有多种营养缺乏影响新陈代谢。因此，应当有选择性地补充维生素 H 与钙、镁离子等。

5. 禁忌与注意事项

(1)夏季不可坐卧草地、土地和室外的木头上。

(2)出汗时严禁在对流风处坐立，更不要出汗时到阴凉处乘凉。

(3)出汗时不可以喝冷饮。

(4)多做一些运动，防止组织粘连，关节畸形。

第七章 物理、化学因素引起的疾病

一、溺水现场互救

（一）疾病特点简介

掉入深水，全部淹没，救捞出来后，患者出现呼吸加快、咳嗽。重者昏迷、休克、心跳和呼吸微弱或停止，口鼻充满泡沫液体。部分病人在抢救过程中病情进一步恶化。

（二）治疗（互救）

当溺水者从水中捞救上来之后，首先要及时清除口中的一切东西。既要清除杂物、淤泥等物，同时要除去假牙。然后，把病人翻转，令其俯卧，将其腹部用较软的东西垫高约15～20厘米，头低脚高，把腹中水排出。如果捞上来时，腹部根本不膨胀，吐出的水就不会多。

如果呼吸、心跳已经停止，应做人工呼吸，最好做口对口人工呼吸；必要时做心脏按压。用双手重叠，按压心脏部位。中等力度，不要压折肋骨，每分钟按60次左右。

倘若存在呼吸与心跳可采取以下方法抢救：

1. 露出肚脐，用3％盐水反复揉搓肚脐，以待其复苏。
2. 用白沙把病人掩埋起来。首先病人的体位必须摆正确，足位要高，头位要低，要俯卧，埋沙时要露出口鼻眼。
3. 干皂角粉3克，用纸筒分别把皂角粉吹入耳道与鼻道，并同时与110或120联系，及时送院。

二、蘑菇中毒

(一)疾病特点简介

大多数毒蘑菇都是彩色鲜艳的,易被人误食而中毒。中毒的人,一部分以胃肠症状为主,表现为剧烈呕吐、腹泻;一部分以神经异常症状为主;除了胃肠症状外,还有大汗、流泪、脉缓等。重度中毒的病例,可能发生快速溶血和损害肝脏而导致死亡。必须送医院救治,一时无法送医院,可用以下方法临时处理,并要继续向医院求救。

(二)治疗(救治)

1. 偏方、验方、秘方疗法

(1)甘草细末30克,用麻子油60毫升,煮30分钟,药与油一同服下(《本草纲目》)。

(2)防风15克,附子6克,天雄6克,加水500毫升煮30分钟,饮药汁(《千金方》)。

(3)其他:或饮防风煮的药汁,或饮忍冬藤煮出的药汁,或饮绿豆汤,或饮梨汁。这些都有解蘑菇毒的作用(《本草纲目》)。

(4)用催吐的方法,吐出毒蘑菇渣。炒煳食盐、胆矾、香瓜蒂等都有催吐作用。

(5)救治蘑菇中毒方:防风9克,加水150毫升煎煮,煮剩90毫升时,滗出药汁顿服。

(6)解蘑菇毒方:绿豆100克,加水800毫升煎煮,直到煮剩400毫升,豆烂之时,水与绿豆,同时服食。

(7)解蘑菇中毒方:鲜荷叶30克,加水600毫升煎煮,煮剩400毫升时,滗出药汁顿服。

第七章 物理、化学等因素引起的疾病

2. 现代医疗方法。

(1)洗胃与灌肠,清除毒蘑菇的残渣。

(2)对症疗法:根据消化系统与神经系统症状,以及肝功能状况,分别施行不同的治疗。

(3)静脉补充糖盐水,以及相关的营养。

3. 营养与饮食疗法

(1)及时补充营养。轻者,用高营养流食的方法补充;重者,要在医生指导下,从静脉补充相关营养。

(2)维生素E、胆碱与镁盐有解毒作用,需要补充。

4. 禁忌与注意事项

(1)病愈之后开始进食,绝不可以吃生、冷、硬、辣等对胃肠有刺激性的食物。

(2)凡是色彩鲜艳的蘑菇都不要吃,不认识的蘑菇最好不吃。

三、醉　酒

(一)疾病特点简介

醉酒初期,只是恶心、呕吐、语无伦次、走步不稳、嗜睡等;重度中毒,就会发生昏迷、呼吸缓慢、皮肤湿凉,甚至呼吸停止而死亡。重度中毒,必须送往医院,无法送医院,可用以下方法救治;特重病人,边抢救,边向医院求救。

(二)治疗(救治)

1. 偏方、验方、秘方疗法

(1)绿豆水、蚕豆苗、冰水等都有一定的解酒作用。

(2)干菊花末6克,开水冲服(《外台秘要》)。

(3)多吃绿豆芽。

(4)用新打的井水洗湿头发,再用此水浸湿毛巾,敷在胸部皮

肤上。如果仍然不醒,再给病人灌服井水1碗(《本草纲目》)。

(5)大醉难醒,可以把病人泡在阴阳水池(或桶)里(一半烧开的水,对一半生水)(《本草纲目》)。

(6)重醉不醒方:新大白菜榨汁300毫升,灌服(《本草纲目》)。

(7)酒醉不醒方:葛根500克榨汁灌服(《千金方》)。

(8)在救治的开始,可以用催吐药,把酒吐出来(参见草木中毒节方法)。

(9)治酒精中毒方:在重阳节前后,采摘菊花,晒干,制成细末,每次服6克。

(10)治酒醉不醒方1:蚕豆苗60克,加水400毫升煮烂后,水与烂豆苗一同服用。

(11)治酒醉不醒方2:萝卜100克,切片,加水400毫升,煮烂时,滗出萝卜汁,顿服或灌服。

2. 现代医疗方法

(1)注射中枢神经兴奋药。如甲氯芳酯每次0.25克,肌内注射(适用昏迷状态)。

(2)洗胃。

(3)特别烦躁不安者,可以谨慎地给点镇静药(根据不同症状,用不同药)。

(4)呼吸衰竭,可以用呼吸中枢兴奋药。如尼可刹米0.5克,肌内注射。

(5)脱水者,给糖盐水,根据失水量定输入量。

(6)血压下降时,应升压抗休克治疗。

3. 营养与饮食疗法

(1)对重症者,50%葡萄糖注射液40～60毫升,静脉注射。

(2)可以通过各种渠道,投给维生素B_1、胆碱、烟酸等,以加速酒精的排出。

(3)清醒后,用高营养流食及时补充营养。

第七章 物理、化学等因素引起的疾病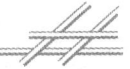

4. 禁忌与注意事项

(1)初进食,一定要忌用一切生、冷、硬、辣等对胃肠有刺激性的食物。

(2)根据病情,要让病人静卧一定时间。

四、冻 伤

(一)疾病特点简介

冻伤是低温作用人体的结果,是低温使人体组织变性、坏死的过程。早期冻伤,病人只是感到刺痛与麻木;继续冻下去,就会发红;再冻下去,就变成白色;再冻下去,由白色变深红色,甚至紫色,这时变为痒痛;再冻下去,就完全失去知觉,此时已变为黑紫色,深层骨肉也已开始变性了。

(二)治疗

1. 偏方、验方、秘方疗法

(1)用百沸水(煮沸几十遍的水)凉至 38℃～39℃度时,洗涤与饮用(《本草纲目》)。

(2)茄子根、茎、叶适量,煮浓水,洗泡患处(《本草纲目》)。

(3)甘草适量,煮水,洗或泡冻伤处(《本草纲目》)。

(4)棉花灰适量,用食油调和成糊状,外敷冻伤处(《本草纲目》)。

(5)用火烧得很烂的萝卜,贴在冻伤上(《本草纲目》)。

(6)把整个螃蟹烧成灰,用食用油调和后,涂在冻伤处;然后用萝卜、茶及橘子皮煮出的蒸气熏冻伤(《明清太医院方》)。

(7)用甘草煮出的水洗过冻伤之后,再把黄连、黄芩、黄柏3药混合的细药末涂抹在冻伤上。

(8)麦苗、酒糟、米醋、热汤、姜汁、大黄、藕、柏树皮、松树皮、老丝瓜、蟹壳等,对冻伤都有治疗作用(《本草纲目》)。

(9)治冻伤昏厥方1:热灶灰200克,用布包裹,趁热敷在胃前与剑突部位,凉了即换,待苏醒时,可喂少许热粥或热酒。

(10)治冻伤晕厥方2:柴灶灰40克,加水400毫升煎煮,当煮剩200毫升时,灰与水同时灌服。

(11)治冻伤方:根据冻伤面积,取适量附子,制成细末,用温水调成糊,涂冻疮处。

2. 非药物疗法

(1)首先把冻伤者移到温暖处。

(2)对较轻冻伤,移至室内,用手小心摩擦冻伤部位,即可康复。

(3)把冻伤肢体或全身浸泡在42℃的温水中。

(4)针灸有促进冻伤康复作用。下肢冻伤,针足三里、解溪穴;上肢冻伤,针合谷、列缺与少商穴。

3. 现代医疗方法

(1)立即把病人移到暖和处,脱去冻结的衣服、鞋袜。

(2)把受伤部位浸泡在42℃~43℃的温水中。温水并混有0.2%的呋喃西林;水温要始终保持在42℃~43℃之间;浸泡直到皮肤发红、温热为止。

(3)3度冻伤,另请专科医生处理。

4. 营养与饮食疗法

(1)给以高蛋白、高维生素饮食。这类饮食主要有鸡肉、牛肉、羊肉、狗肉、猪肉、鱼肉、蛋、乳、豆制品等。

(2)通过静脉输入一些营养。

(3)病情愈重,愈应当加重补充营养的力度。

5. 禁忌与注意事项

(1)禁止用火烤;避免用过高的热水泡。

(2)禁止用雪搓冻伤处。

(3) 在脱鞋时,要十分谨慎,避免把脚趾扯掉。

五、食物中毒

(一) 疾病特点简介

食物中毒包括有毒食物本身之毒导致中毒,以及食物腐败所滋生的微生物之毒导致中毒。本章重点探讨有毒食物引起的中毒救治。各种食物中毒的症状各有特点,但是其共同特点主要有:在吃了有毒食物之后,发生恶心、呕吐、腹痛、腹泻、头晕、无力,多为频繁的水样泻,或有黏液,而无脓血。如果因食物过敏,主要表现为醉酒样症状。

(二) 治疗

应及时送医院,没条件送医院者,也应当请村医,可用以下方法进行初级救治:

1. 偏方、验方、秘方疗法

(1) 由于中毒情势急,一时又找不出中毒的原因,可以用甘草水救治。每次用甘草 60 克,加水 500 毫升煎煮,煮剩 200 毫升,1 次服下,可阻止病情进展,或可能治愈(《金匮玉函》)。

(2) 苦参 90 克,米酒 500 毫升,用微火煮剩 200 毫升,分 2 次口服(《存堂方》)。

(3) 治莴笋中毒方:用生姜榨汁,每次服 3 毫升(《本草纲目》)。

(4) 治水芹菜中毒方:杏仁 6 克,大枣 10 枚,牛奶 100 毫升,同煮 20 分钟,水药同服(《本草纲目》)。

(5) 治苦瓜中毒方:小米饭米汤 300 毫升,顿服或灌服。

(6) 治鸟肉中毒方:生姜 9 克,扁豆 60 克,加水 500 毫升煮,当煮烂扁豆时,滗出药汁,灌服。

(7) 治六畜肉中毒方:鲜冬瓜榨汁 60 毫升,顿服或灌入。

2. 现代医疗方法

(1)彻底洗胃。

(2)根据各系统出现的不同症状,分别进行对症治疗。

(3)找出中毒原因,从根本上救治。

(4)从静脉给以高渗糖盐水,并加入维生素 C 500 毫克。

3. 营养与饮食疗法

(1)补充高热能、高维生素、高微量元素。

(2)病情稳定时,可以从流食中补充各种营养。

(3)重点补充以下营养:①维生素 B_{12}、胆碱,有促进肝的解毒作用。②维生素 A、维生素 B_6、锌等,有增强抗病功能作用。

4. 禁忌与注意事项

参阅本章第二节。

六、中　暑

(一)疾病特点简介

在高温环境工作,体内热能积聚过多而引起中暑。最初,只是出汗多、口渴、头昏、耳鸣、胸闷、心悸、恶心、四肢无力,进一步发展体温升高、面色苍白、恶心、呕吐、大量出汗、血压下降,甚至昏倒或抽搐,体温可以达到摄氏 40℃。

(二)救治

1. 偏方、验方、秘方疗法

(1)及时把病人转移到阴凉之处,并设法饮服 500～1 000 毫升淡盐水。

(2)醋或韭菜汁 3～4 滴灌入鼻中,"即苏"(《本草纲目》)。

(3)用凉盐水(1%)喷向病人脸上(勿入眼)或身上(《本草纲目》)。

(4)灌鸭血 40～80 毫升(《本草纲目》)。

(5)犀角 3 克,麝香 0.2 克,研成细末,用凉水灌服(《本草纲目》)。

(6)中暑急救方:鲜香薷榨汁 30 毫升,灌服。

(7)治中暑方 1:鲜紫苏叶榨汁 30 毫升,食盐 4 克,加水 400 毫升煎煮,煮剩 200 毫升时,滗出药汁顿服。

(8)治中暑方 2:冰块(包括各种人造冰)100 克,敲碎喂食。

2. 非药物疗法

(1)立即将病人转移到阴凉的环境中去。

(2)针灸(可以用缝衣针代替):针刺人中、合谷、涌泉、内关、大椎、太冲等穴。

(3)不断活动病人的四肢。

(4)刮痧法。用刮、揪、捋、掐等法,在以上各针刺穴处刮痧。

3. 现代医疗方法

(1)注射中枢神经兴奋药。如甲氯芬酯,每次 0.25 克,静脉注射。

(2)静脉滴注生理盐水 500～1 000 毫升,能口服者,可以喝咸菜汤或盐水。

(3)如有高热,可用冰袋及冰块等降温。

(4)安置在气温偏低的房间。

4. 营养与饮食疗法

灌入 100～200 毫升牛奶,或灌白扁豆汤。

5. 禁忌与注意事项

(1)在高温环境中工作或活动,必须搞好防暑降温工作。要不断补充含盐的饮料或菜汤,既补充了盐又能起到降温作用。

(2)在高温下活动,一旦感到不舒适,要及时转移到阴凉处休息一下。

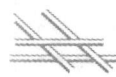

七、亚硝酸盐中毒

(一)疾病特点简介

扁豆、小白菜、菠菜、甜菜、芹菜、大白菜、新腌制的咸菜及变质的剩菜等,都含有较多的亚硝酸盐,误食之后就会发生中毒。中毒的主要特征为:指甲及面部青紫、四肢发冷、心跳加快;但是体温正常,神经反应迟钝,困倦、头晕、头痛;偶尔有呕吐、腹泻,严重者可有心律失常、休克、昏迷、惊厥、呼吸衰竭等。

(二)治疗

1. 偏方、验方、秘方疗法

(1)首先催吐,使胃内毒物排出去。或用手指刺激咽部引吐,或吃炒糊盐20克,或吃瓜蒂5克。胃内容物吐净后,吃大蒜汁10毫升。

(2)甘草、绿豆汤、姜汁、杏仁等都有解亚硝酸盐中毒的作用(甘草1次用量12克;杏仁1次用量10克)。

2. 现代医疗方法

(1)彻底洗胃。

(2)50%葡萄糖注射液40~60毫升,静脉缓慢注射。

(3)每日给维生素C 500毫克,口服。

(4)中毒轻者,可以不洗胃,静脉输入10%葡萄糖注射液500~1 000毫升。

(5)1%亚甲蓝溶液5~10毫升,加入25%的葡萄糖注射液20~40毫升,缓慢静脉注射。

3. 营养与饮食疗法

(1)中毒期间,用稀烂的流食。

(2)病情稳定之后,用高热能、高维生素饮食。

(3)从各种渠道给以下营养:①给维生素 B_2、维生素 B_6,以改善心功能。②给维生素 C、维生素 E 及锌、磷等,以增强组织修复。③给维生素 B_{12} 与胆碱,以增强肝的排毒功能。

4. 禁忌与注意事项

(1)做菜时,一定要除去已变质的部分。

(2)少吃没煮熟的绿叶菜。

(3)吃绿叶菜后,如果感到不舒服,首先要想到是否为亚硝酸盐中毒。

第八章 新陈代谢、变态反应、内分泌疾病

一、糖 尿 病

(一)疾病特点简介

由于胰岛素分泌不足而引起糖、脂肪及蛋白等代谢紊乱,使血糖过高并有糖尿等。1型糖尿病多发于青年。症状有:多吃、多喝、多尿等三多症状,并且有不断消瘦、五心烦热等症状,易发生尿路感染、疖肿、胆管与肺部感染、皮肤瘙痒、趾指麻木酸痛等症状。2型糖尿病多发生于肥胖的中老年人群。初始多吃不太明显,但是常伴有多饮与多尿等症状;中期才出现三多症状,夜尿多,全身疲乏无力,或感觉皮肤瘙痒,视力减退,腰痛等;后期多诱发各系统的细菌感染,或心脑血管病。

(二)治疗

1. 偏方、验方、秘方疗法

(1)黄瓜根、生葛根、白芍药根、甘草各等量。研制成细末,每次6克,水煮15分钟后,连药带水1次服下,每日2次,1个月为1个疗程。主要治1型糖尿病(《本草纲目》)。

(2)每天早晨饮1碗从井里新打来的水(约250毫升)。也可以用凉白开水代替(《本草纲目》)。

(3)黄芪地面上的茎与枝180克,一半用锅焙微黄,另一半用盐水泡湿后,再蒸3次,晾干后,合起来研成细面;另外,取甘草30克,一半炒用,一半生用。把4份药合到一起,再次混合研成细末,每日早晚各服6克。主治2型糖尿病的阴阳双虚型,其他型也有效(《外科精要》)。

第八章 新陈代谢、变态反应、内分泌疾病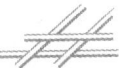

(4)白芍药根与甘草各等份,混合研成细末,每次3克,用水煮15分钟,药与水同服,每日吃2次。主治2型糖尿病。

(5)香附子(莎草根)30克,白茯苓15克,研制成细末,用陈年小米饭的米汤送下,每次6克,每日吃2次。主治2型糖尿病(《本草纲目》)。

(6)肥大麦门冬(新采、晒干)60克,黄连60克(去尖去皮)。分别研成细末,再用苦瓜汁浸泡麦门冬末1宿后把黄连末放进去,一起捣烂,做成梧桐子大小的药粒,早晚饭后各服30粒。渴的症状可能被止住;严重的病人,首次可服150粒;第二天服220粒;第三天服100粒;第四天服80粒;第五天服50粒。适用于1型糖尿病(《崔士亮海上集验方》)。

(7)甘遂炒微黄15克,黄连30克。混合研成细末,加小米粥蒸成饼,制成绿豆大丸粒,每次用薄荷水送服2粒,每日吃2次。主治1型糖尿病(《杨氏家藏方》)。

(8)菟丝子10克,水煮每日当茶饮,直到不再渴为止。主治阳虚型糖尿病(《药林广记》)。

(9)瓜蒌根若干,去皮后切成片,用水浸泡5日,天天换水。5天后,捞出捣烂,滤出药汁,再把药汁晒干,研成粉末,每次服3克,每日3次。主治1型糖尿病(《千金方》)。

(10)干浮萍、干瓜蒌根各等量。研成细末,用人奶调和成软面,再制成梧桐子大小的丸粒,空腹服,每次吃20粒,每日2次。主治1型糖尿病(《千金方》)。

(11)多吃小米饭,稀干皆可。主治阴虚型糖尿病(《本草纲目》)。

(12)生黄芪30克,生地黄30克,苍术15克,玄参30克,葛根15克,丹参30克。用水煮30分钟,滗出药汁,分2次当日服完。主治1型糖尿病。

(13)治偏阳虚型糖尿病方:香附子60克,白附子30克,混合

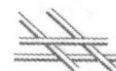

制成细末,每次服 4 克,每日 2 次,用小米饭米汤送服。

(14)治糖尿病方 1:人参细末 3 克,用 1 个鸡蛋清调服。

(15)治糖尿病方 2:黄连粉 150 克,用蜂蜜 220 毫升调和黄连粉,制成梧桐子大药粒,每次服 30 粒,每日 2 次。

(16)治糖尿病方 3:牛膝末 150 克,鲜生地黄榨汁 2 500 毫升。牛膝末用生地黄汁浸湿,再晒干,如此夜浸湿,昼晒干,不断反复,直至把地黄汁全部用完。再把牛膝细末制成梧桐子大药粒,早晚空腹各服 30 粒。除治糖尿病外,久服有强筋壮骨和驻颜作用。

(17)治糖尿病方 4:炒虎杖 30 克,海浮石 30 克,乌贼骨 30 克,麦门冬 30 克。以上 4 药混合研成细末,每次 4 克,早晚饭后各服 1 次。忌吃甜食与酒。

(18)治糖尿病方 5:晚蚕沙 60 克,研成细末,每次服 6 克,每日 2 次。

2. 非药物疗法

(1)每天早晚拍前后心(前为胃区,后为肋下缘区域)各 100 次,中等力度,常年坚持,治 1、2 型糖尿病。

(2)每天早晚散步 1 小时,速度稍快些。

(3)力量性运动。如做俯卧撑及仰卧起坐。次数由少到多,逐渐增加,尽力而作。

(4)劳逸结合,生活规律。

(5)刮痧法:在腹部剑突与脐之间用刮、掐、揪、挤、捋等方法,把皮肤刮成深红色,每日 1～2 次。如此坚持下去,其治疗糖尿病效果很好;如果又在与胃区水平位置的脊柱两侧同时刮痧,效果更好。对 1 型或 2 型糖尿病效果都好。

3. 现代医疗方法

(1)口服降糖药

①格列吡嗪每日 2.5～5 毫克,分 2 次服。

②苯乙双胍首次 25 毫克,每日 3 次,可以逐渐增加至 50～

150毫克/日,分3次服。

③甲苯磺丁脲0.5~1克,每日2~4次。

④二甲双胍每次0.5克,1日3次。主治1型糖尿病。

⑤格列齐特最初每日80毫克,分2次服,以后每日增至160~240毫克,分3次服。主治2型糖尿病。

⑥格列本脲从小剂量开始,每日5毫克,分2次服;可逐渐增到每日20毫克,分2~3次服。主治2型糖尿病。

⑦灭糖尿开始每日5毫克,1周后,每日增至7.5~10毫克,分2~3次服。每日最高剂量30毫克。

⑧格列美脲(普唐平)开始每日1毫克,再增加量,要根据血糖变化而定。

(2)胰岛素注射必须根据病情严格掌握。对于1型糖尿病的治疗,应当由医生指导。

4. 营养与饮食疗法

(1)控制糖及含糖多的食物。

(2)根据血糖情况,以及年龄、性别、体重、活动量等情况,制定每日饮食规划。热能高,血糖就会升高;热能低,血糖就会下降,或者营养不良,反而导致抵抗力下降。这个工作应当在营养师指导下进行。

(3)薏苡仁做主食,有治疗糖尿病的作用。

(4)菱角、竹笋、海蛤、鹅肉、淡竹叶、小米、黑芝麻对糖尿病(阴虚型)都有直接治疗作用。

(5)镁可以辅助治疗糖尿病,维持正常血压。

(6)铬可以预防和控制糖尿病症状,啤酒、酵母、糙米、乳酪、谷、豆中含量较多。

(7)锌有改善胰岛素的降糖作用,故常与胰岛素合用。

(8)阴虚内热型糖尿病,多吃偏寒凉类食物,如小米、荞麦面、豆制品、乳制品、黑大豆、莴苣、蘑菇、紫菜、木耳、菠菜、大豆等。

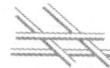

5. 禁忌与注意事项

(1)忌吃糖。

(2)不要多吃含淀粉多的食物。

二、腋　臭

(一)疾病特点简介

本病多发生于青年男女,或者终生不愈。女性发病多于男性,出汗时带有臭味;轻症,在不出汗时,几乎没有臭味。严重病人,乳头、肚脐、腹股沟等处都可能发出这种臭味。

(二)治疗

偏方、验方、秘方治疗法

(1)密陀僧、枯矾各等份,混合研成细末,每日几次扑到腋窝上。

(2)蛤蜊壳粉25克,樟脑25克,枯矾25克,共研成细末,早晚各涂腋下1次。

(3)桂圆核12个,胡椒54粒,混合研成细末,每日干扑数次。出汗时扑上更好。

(4)鳝鱼不加盐,白水煮熟,空腹吃饱为止。避风寒1天,每5日服1次,有明显效果(《本草纲目》)。

(5)用灶炕柴灰下的土,不断地涂擦腋窝《本草纲目》。

(6)水银、胡粉(铅粉)各等份,用护肤脂类调成软膏,经常用手蘸药膏擦腋窝。

(7)青木香切成片,用醋浸泡1日,然后夹在腋下(《本草纲目》)。

(8)百草霜(烧柴的锅底灰)用水调和洗腋窝,或用百草霜煮水熏腋窝。

第八章 新陈代谢、变态反应、内分泌疾病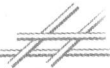

(9)做稻米干饭,趁热夹在腋窝内。

(10)将巴豆 1 粒放在田螺中,待巴豆化成水,用此水搽腋窝(《本草纲目》)。

(11)田螺 1 个,加麝香 0.3 克,埋入地下 49 日,化成水,用此水点腋窝。"神妙"(《本草纲目》)。

(12)田螺 3 个,巴豆、麝香、胆矾等量。后 3 药共研成细末,加入田螺内,待化成水后,用此水涂腋。涂后,如想大便,就表示已经发生了效果(《本草纲目》)。

(13)治腋臭方 1:铜矿石磨出的铜矿汁,每次 4 毫升,涂腋下。

(14)治腋臭方 2:枯矾 30 克,生胆矾 30 克,2 药混合制成细末,用生姜汁调成糊,涂擦腋窝,有轻痛,很快便消失。

(15)治腋臭方 3:花蜘蛛 2 个,裹在白布里捣烂,放在 10 毫升白酒里煮沸 8 分钟,凉后,夹在腋窝,并固定。

三、白　发

(一)疾病特点简介

青壮年生白发是病态,是体内色素代谢失常引发的。

(二)治疗

1. 偏方、验方、秘方疗法

(1)益母草 500 克,鲜地黄汁 1 500 毫升。益母草,加 4 000 毫升水,用慢火煮 30 分钟。滗出药汁,再煮两遍,每遍都滗出汁,把 3 遍滗出的汁,与地黄汁混合,用微火不断熬煮,直至熬成膏,每日用温酒送服 6 克(《圣济方》)。

(2)将熟透的桑葚,用水浸泡 10 小时,再晒干;然后加 60°酒,调成糊,经常涂发根(《千金方》)。

(3)丁香末 10 克与生姜汁 10 毫升混合。拔去白发,把药汁涂

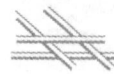

在根上。"可生黑发"(《本草纲目》)。

(4)拔去白发,涂上白蜂蜜,"可生黑发"(《本草纲目》)。

(5)何首乌细末,早晚用酒各送服20克,久服可使白发变黑(《本草纲目》)。

(6)瓜蒌、青盐、杏仁(烧黄)各等量,共研成细末,涂发根(《本草纲目》)。

(7)百合适量晒干,研成细末,用姜汁调成糊,涂白发根(《本草纲目》)。

(8)治少壮白发方1:覆盆子300克,研成细末,每次4克,用米酒送服,每日2次。

(9)治少壮白发方2:梧桐子榨出的汁,直接点到白发根上,同时拔出点了药的白发。

(10)治少壮白发方3:黑大豆150克,食醋1 000毫升。2药放在一起煎煮,当煮剩500毫升时,滗出醋汁,洗白发,2日1次。

(11)治青壮白发方:铁屑500克,用水1 000毫升浸泡24小时,然后滗出水,用其洗发,2日1次。

2. 非药物疗法

每天早晚用十指干梳头发300次,有使白发变黑作用。

3. 营养与饮食疗法

增加促进白发变黑的营养:①生物素,有促进黑发再生作用。②维生素A、维生素B_2、维生素C、维生素B_6、肌醇、碘等对青壮年白发,都有不同程度的治疗作用。

4. 禁忌与注意事项

(1)节制性生活。

(2)忌心情压抑。

第八章 新陈代谢、变态反应、内分泌疾病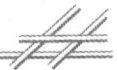

四、哮 喘

(一)疾病特点简介

全称支气管哮喘,是一种常见的呼吸系统过敏性疾病。发作时的主要特点为:气急、咳嗽、喘息、多痰。典型症状:病人多被迫采取端坐位,双手支在双膝上,两肩端起来,呼吸特别困难,额头出虚汗,表情痛苦,面色发紫。每次发作,或由某种物质引起过敏,或者由上呼吸道感染引发。

(二)治疗

1. 偏方、验方、秘方疗法

(1)白前、紫菀、半夏各等份,大戟 1/5 份。混合研成细末,蒸 20 分钟后,用开水浸泡,当茶饮(《本草纲目》)。

(2)鲜芫花根 300 克,晒干后,用布袋装起来,再用木棒不断捶打药袋使药粉不断从布袋飞出来。飞入眼中,眼泪流出,飞入鼻中,感到辣味。直到药袋中的药面再也捶不出来了。病情就会好转(《今古录验》)。

(3)马兜铃(除去壳和膜)60 克,奶酥 15 克,共置锅中慢火炒干,再加甘草 30 克。3 味药混合后,研成细末,服前把药末 3 克放水 30 毫升煎煮,煮剩 15 毫升水时,趁热含在口内,缓慢地随唾液咽下去,每日早晚各服 3 克(《本草纲目》)。

(4)寒性哮喘:用青橘子皮 1 个,包巴豆 1 粒,用火烧焦后,研成细末,用姜水与酒送服(《鳞部》)。

(5)五味子、细辛各 10 克,加水 200 毫升,煮 20 分钟,滗出药汁,再加入阿胶 10 克,水 100 毫升煎煮,当阿胶溶化后,趁温 1 次服下,每日 2 次(《本草纲目》)。

(6)治哮喘方 1:皂角 9 克,加水 100 毫升煎煮,剩 60 毫升时,

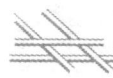

滗出药汁,分2次当日服完。若效果好,可以较长时间应用此药。

(7)治哮喘方2:紫苏子12克,薏苡仁100克,煮粥服食,每日2次。

(8)治哮喘方3:桃仁(去尖)15克,捣碎榨出油汁(去渣),与100克大米煮粥服食,每日2次。

(9)治哮喘方4:杏仁(去尖)60克,橘皮60克。2药混合研成细末,用熟蜂蜜180毫升,制成栗子大药丸,每次1丸,噙在口中,口中生液,随生随咽,每日2～3丸。

2. 非药物疗法

(1)每天早晚各慢跑3 000米,以出汗为止。

(2)拍前胸、后背各300次,每日1次。

(3)针刺。①因寒发病。针刺列缺、尺泽、风门、膻中穴。②虚喘。针刺天突、膏肓、膻中、肺俞穴。用快刺慢出法。

(4)拔火罐。因寒犯病,拔前胸与后背。

3. 现代医疗方法

(1)因感冒犯病,治疗感冒与哮喘同时进行。

(2)有感染,用青霉素160万单位,分2次肌内注射,需做皮试。同时联合链霉素注射,每次0.5克,每日2次。

(3)平喘:用氨茶碱口服,成人每次100～200毫克,每日2～3次;或糖皮质激素类药,如地塞米松,每次0.75～1.5毫克,每日3次口服。

(4)特殊疗法。如果是青年哮喘,又无合并症。可用以下疗法:氢化可的松开始每日从10毫克用起,2周后,每日增至15毫克,再过2周,增至每日20毫克,再过2周如果喘息完全停止了,就开始减药,减到每日15毫克,2周后仍然没复发,再减到每日10毫克。继续服药2周后,仍未复发,就停药。改用氨茶碱,每次0.1～0.2克,服药1个月,仍没犯病,就全部停药。

在治疗过程中,要严防感冒。如果在1年内无感冒。这个治疗,就完全成功。

第八章 新陈代谢、变态反应、内分泌疾病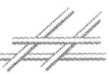

4. 营养与饮食疗法

(1)维生素 A 与维生素 B_5,都有增强免疫和防止感染作用。

(2)维生素 B_6 有抗过敏止喘作用。

(3)维生素 E 有增加供氧作用。

(4)维生素 C 有增强免疫功能和抗感染作用。

5. 禁忌与注意事项

(1)找出病因,远离病原。如果对寒热过敏,就要时刻注意寒、热邪气的侵犯。

(2)不吃或少吃辣味食物。

(3)在犯病期间,不吃牛肉、羊肉、鸡肉、狗肉、鱼肉、荔枝、桃、杏等热性食物,以防合并感染。

五、荨 麻 疹

(一)疾病特点简介

荨麻疹可以发生在任何部位,发病原因有感冒、冷风、热气、吃药、汗后风吹、花粉、鱼、蟹等。发病突然,消失也快,多不超过1天,很少有数日不愈病例。痒处,呈扁平隆起,白色,疹型不规则,或连片,剧痒,灼热。冷因素诱发的病,遇风加重;热因素引发的荨麻疹,遇热加重;胃肠型荨麻疹,腹内疼痛。故在发生荨麻疹同时,并有腹痛,应想到是胃肠型荨麻疹。

(二)治疗

1. 偏方、验方、秘方疗法

(1)柳树根白皮 6 000 克,用水煮 30 分钟,取药汁洗浴,效果很好。

(2)香樟木 30 克,蚕沙 20 克,加水 500 毫升煮药汁熏或洗,效果很好。

(3)苦参末20克,皂角末20克,用水煮10分钟,药与汁同时服下(《本草纲目》)。

(4)白灰,用醋调成浓水,涂抹病处,效果良好(《本草纲目》)。

(5)用金不换研出的墨汁,涂在病处,疹很快就消失。

(6)治荨麻疹方1:炒牛蒡子30克,干荷叶30克,2药混合研成细末,每次5克,每日2次。

(7)治荨麻疹方2:鲜苍耳叶与茎100克,晒干后,研成细末,每次5克,用白酒送服。

(8)治荨麻疹方3:白僵蚕干粉末,每次4克,用温酒服。

(9)治荨麻疹方4:蜂蜜60毫升,白酒60毫升,2药混合,顿服。

(10)治荨麻疹方5:凌霄花60克,晒干,研成细末,每次服3克。

2. 非药物疗法

(1)寻找原因,与病源隔离。

(2)用厚被捂汗,出了汗,就好了。

(3)针刺,取风池、合谷、曲池、阳陵泉、足三里、血海、三阴交等穴,每次选用4~5个穴。

3. 现代医疗方法

(1)氯苯那敏,每次4毫克,每日2~3次,口服。

(2)苯海拉明,1次25~50毫克,每日2~3次,口服。

(3)1%副肾素(肾上腺素)注射液,每次0.4毫升。用法:皮下或肌内注射

4. 营养与饮食疗法

(1)多吃白菜等绿叶菜。

(2)甲硫胺酸对化学药物过敏,有治疗作用,可以从瘦肉、鸡蛋中摄取。

(3)生物素(维生素H)、维生素B_6、钾等,对过敏有治疗作用,

第八章 新陈代谢、变态反应、内分泌疾病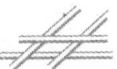

鱼、肉、蛋中含量高。

(4)肌醇对荨麻疹有预防作用,蔬菜、全麦粉、动物肝含量高。

5. 禁忌与注意事项

(1)仔细找出诱发荨麻疹的病因,生活中尽量避开这些因素。

(2)不吃或少吃辣味食品。

六、甲状腺肿大

(一)疾病特点简介

民间俗称大脖子,是由于缺碘造成的。患病后如果得不到及时治疗或控制,继续长大,会压迫呼吸道。

(二)治疗

1. 偏方、验方、秘方疗法

(1)白头翁根、牛蒡子根各等量,研成细末,用熬熟的热蜜,制成栗子大小的蜜丸,早晚各服1丸。

(2)贝母、连翘各等份,研成细末,每日早晚各服8克,用酒送下(《本草纲目》)。

(3)小麦、海藻各等量,研成细末,用醋浸泡后,每日早晚各20克,用酒送下(《本草纲目》)。

(4)治甲状腺肿方1:柳树根皮500克,加水3 000毫升,煮剩1 500毫升时,滗出药汁,再往药汁里对60°白酒2 000毫升,每次饮50毫升,每日2次。

(5)治甲状腺肿方2:牡蛎300克,研成细末,每次服4克,每日2次。

2. 现代医疗方法

(1)碘化钾每次6~10毫升,每日3次,口服。连服1~3个月。

(2)可以直接向甲状腺肿内注射碘制剂,由医生施术。

(3)选择手术治疗。

3. 营养与饮食疗法

(1)多吃碘含量高的食物,如海带、海藻、紫菜、海鱼等。

(2)要坚持吃国家认可的碘盐。

4. 禁忌与注意事项

(1)为了不患甲状腺肿,日常要坚持用碘盐。

(2)这种病是可以治愈的,如果延误,会造成较为严重的后果。

第九章　呼吸系统疾病

一、咳　嗽

(一) 疾病特点简介

西医学把咳嗽看做是呼吸系统的一个症状；中医学却把咳嗽单列为一种病，并把咳嗽分成外感咳嗽和内伤咳嗽2类。外感咳嗽又分风寒咳嗽、风热咳嗽与燥热咳嗽；内伤咳嗽又分痰湿犯肺、肺热咳嗽等。

(二) 治疗

1. 偏方、验方、秘方疗法

(1) 外感风寒咳嗽：主要特点是咳嗽，咳声粗重，咳白色泡沫痰，伴有头痛、流涕、骨节痛、怕冷、无汗。治疗以疏散风寒为主。

①麻黄10克，杏仁15克，甘草5克，用水煮30分钟，去渣，服药汁，每日2次。

②白前6克，桔梗9克，桑白皮9克，甘草3克，用水煮30分钟，去药渣，服药汁，每日2次(《本草纲目》)。

③生姜、大蒜、麻黄、陈皮、细辛、紫苏等中药都有治风寒咳嗽的作用。麻黄、陈皮、细辛、紫苏每日用量皆为6~10克。

(2) 风热咳嗽：主要特征是咳嗽，咳声重浊，痰为黄脓样，伴有头痛、出汗、咽痛等。主要治疗有：

①桑菊饮。由桑叶、菊花、薄荷、杏仁、桔梗、甘草组成。

②中成药。如羚翘解毒丸，以及板蓝根、淡豆豉、牛蒡子、柴胡等，每味药用量皆为6~10克。

(3) 燥热咳嗽：主要表现为咳嗽、痰稠、声音嘶哑、鼻燥咽干、胸痛，或痰中带血，发热。其治疗方法有：

①知母 15 克,贝母 15 克,百合 15 克,用水煮 20 分钟,除去渣子,服药汁,早晚各 1 次。

②中成药,青莲丸。遵医嘱。

(4)内伤痰湿证:主要特征是咳嗽时间长,痰白稀薄,容易咳出来,全身无力,大便稀薄。治疗方法有:

①天南星、半夏、橘皮各 9 克,用水煮 20 分钟,除去渣子,服药汁,早晚各 1 次。

②钟乳石粉、雄黄、款冬花、佛耳草(追风草、鼠曲草)各等量,烧烟,用鼻子吸烟。

(5)肺热咳嗽:主要特点有咳嗽气促、痰黄并黏稠、胸痛、口苦、痰有腥味或有血丝。治疗方法有:

①麦门冬,每次嚼服 30 克,早晚各 1 次。

②瓜蒌、五倍子各等量,研成细末,每次服 6 克,每日 2 次。

③百合,用蜜蒸熟,每次 10~15 克,含在口中,慢慢嚼服,每日 5~6 次。

(6)治老年暴咳方:石灰 30 克,蛤粉 12 克,2 药混合研成细末,用水调和揉成药面饼,上屉蒸 30 分钟,然后制成梧桐子大药粒,每次 30 粒,每日 2 次。

(7)止咳化痰方:人参 30 克,研成细末;明矾 30 克,研成细末。首先把明矾放进浓醋 60 毫升里煎熬,当把明矾熬成稀糊时,再把人参粉掺于矾糊之中,调和制成豌豆大药丸,每次 1 丸,含在口中,口中即生液,随生随咽,咳可止。

(8)治痰咳方 1:知母 30 克,贝母 30 克,混合研成细末,每晚用 3 片生姜醮药服。同时还要加服去油巴豆末 0.1 克。

(9)止咳方:鲫鱼 300 克左右,用火烤至外焦里嫩,一次吃完。

(10)止咳祛痰方:款冬花 90 克,研成细末,每次 4 克,1 日 2 次。

(11)治痰咳方 2:干橘皮 100 克,甘草 100 克,2 药混合研成细末,用水调和制成梧桐子大药粒,每次服60粒,1日2次。

2. 非药物疗法

(1)灸法:详见慢性气管炎节。

(2)拔火罐:在前胸及后背脊柱两侧拔火罐。

(3)拍胸、拍背法:见慢性气管炎节。

(4)刮痧:用特制器具刮痧,或用手指揪、捋、掐、挤等手法刮痧。把前胸与后背(脊柱两侧)皮肤刮至深红色,对风寒、风热、风燥咳嗽有特效,对其他咳嗽效果也好。

3. 现代医疗方法

(1)消炎:如胸痛、咽痛、呕血、咳脓痰,也可以用消炎药。

青霉素与链霉素合用。青霉素每日用180万单位,重者,每日可用800万~1 200万单位;链霉素每次0.5克,每日2次,肌内注射。轻者,服复方磺胺甲噁唑与阿莫西林即可。复方磺胺甲噁唑:口服,首次2克,以后12小时1克;阿莫西林:口服,每次0.3~0.6克,每日3次。

(2)止咳:复方甘草片:口服,每次2片,每日3次。

(3)祛痰:10%~20%乙酰半胱氨酸溶液1~3毫升,喷雾吸入;氯化铵,口服,每次0.3~0.6克,每日3次。

(4)止喘:可用氨茶碱、麻黄素、沙丁胺醇。氨茶碱,口服,每次0.1~0.2克,每日3次;麻黄素,口服,每次25毫克,每日3次。

4. 营养与饮食疗法

(1)风寒性咳嗽:要吃偏温性食物,如姜、葱、蒜等热性食物。

(2)风热咳嗽:要吃偏凉性食物,如小米、绿豆、蒲公英、紫花菜、百合、黄瓜、梨、柿、橘子、海蛤等。

5. 禁忌与注意事项

(1)痰多:不可使用强力止咳药,应当先祛痰后止咳。

(2)风热与肺热咳嗽:不可吃一切有辣味的食物,甚至连牛肉、羊肉、鸡肉、狗肉、鱼肉都不要吃。

(3)风寒咳嗽初期:不可吃一切寒凉食物,如冰及冰制品、冰箱内饮料及食物;不可生吃梨、香蕉、苹果、黄瓜、西瓜、鲜枣、冷饮等各种寒凉类水果及饮料。

二、慢性气管炎

(一)疾病特点简介

慢性气管炎,是指气管、支气管黏膜及周围组织慢性非细菌性炎症。起初病情较轻,只是咳嗽,咳白色泡沫状痰,不易咳出;有继发细菌感染时,便会高热、寒战、咳嗽加剧,黏痰增多,为黄色脓痰;病情加重时,可以出现呼吸困难。随着病情进展,会合并气管扩张、肺气肿、肺心病,咳嗽呈长期反复,渐渐加重的趋势。应到医院检查排除其他疾病。

(二)治疗

1. 偏方、验方、秘方疗法

(1)治疗咳嗽有脓血痰

①蛤蚧、阿胶、鹿角胶、羚角各6克,加水1 500毫升,煮剩250毫升时,滤出药汁,不时仰卧吃一点,每日1剂(《本草纲目》)。

②贝母粉10克,加粳米100克,冰糖少量,煮成粥,趁热食用,连用3~6日;症状减轻后,把1个鸭梨切成小块,加冰糖,蒸熟后,连梨带水一起服完,每日2次。主治慢性气管炎发作期的咳嗽。

③黄芪60克,乌骨鸡1只,鸡切成小块,与黄芪共炖。可以加油、食盐,炖熟烂后分3日服食,10日吃1剂(夏天用此法,吃2个月,冬天不犯病。即使犯病也轻)。

④冬虫夏草15克,鸭子1只,放在一起炖熟食用,可以加食盐、油,每周吃1服。夏天吃1个月,冬天可以不犯病。

⑤蛤蚧粉2克,人参粉3克,糯米100克,混合熬粥,熬烂后,

第九章 呼吸系统疾病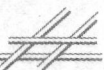

趁热服食,每日 1 次。

⑥白果仁、甜杏仁各 1 份(约 3 克),核桃仁、花生仁各 2 份,都研制成细末,鸡蛋 1 个,加大米 60 克,熬粥食用 1 个月。

(2)治燥热咳嗽

①白菜豆腐汤。

②雪梨 1 个,川贝母 10 克,加猪肺炖汤食用。

③治慢性气管炎方:雄黄 15 克,佛耳草 15 克,钟乳石 15 克。3 药混合研成粗末,放在容器里燃烧,借用纸筒吸药烟。

④治肺痨咳嗽方:炙甘草 90 克,桔梗 180 克。2 药混合研成细末,每次 4 克,用温开水送服,每日 2 次。

⑤治肺虚日久咳嗽方:人参细末 60 克,炙鹿角胶细末 30 克。2 药混合,每次 9 克,用豆豉 4 克,薄荷 4 克,大葱 9 克煎汤送服。

⑥治老年咳嗽方:延胡索 30 克,枯矾 7 克。2 药混合研成细末,每次服 4 克,1 日 2 次。

⑦治久咳不愈方:紫菀 30 克,款冬花 30 克,百部 15 克。制成细末,每次服 5 克,用姜(3 片)、乌梅(1 个)煎汤送服,每日 2 次。

⑧经久咳不止方:莨菪子 25 克,洗去浮尘,煮 20 分钟,捞出炒干,奶酥 30 克,大枣 9 枚。3 药放入 150 毫升水中同煮,待奶酥尽化,水将干时,捞出大枣,每日吃枣 3 个。

⑨治痰气咳方:萝卜子 100 克,炒黄后,制成细面,每次服 6 克,每日 2 次。

⑩治咳嗽带血方:桑白皮 200 克,制成细面,每次 5 克,用糯米饭米汤送服,每日 2 次。

⑪治肺心虚热咳嗽方:麦门冬 60 克,每次饭前嚼服 4 克。

⑫治肺虚咳嗽方:款冬花 60 克,木鳖子 6 克,放在一起点燃,用纸筒吸药烟。

2. 非药物疗法

(1)拍打法:每天早晚用中等力度,分别拍前胸、后背 400 次。

(2)运动法:早晚各散步1小时,步子稍快。

(3)针灸:针刺肺俞、尺泽、太渊、丰隆、足三里、中脘穴。

3. 现代医疗方法

(1)用抗菌药:如青霉素、链霉素合用(青霉素80万～240万单位,每日2～3次;链霉素每次0.5克,每日2次),肌内注射。

(2)痰稠黏难吐:用10%～20%乙酰半胱氨酸溶液1～3毫升喷雾吸入,每日1次。

(3)干咳不止:复方甘草片口服,每次1～2片,每日3次。

(4)呼吸困难:用氨茶碱、麻黄素等。每次0.1～0.2克,每日3次。

4. 营养与饮食疗法

在发作期间,饮食以偏凉性为宜,给予高蛋白与高维生素饮食。补充钾、锌、钠等元素,天然食品中含钾多;动物肉及谷类含锌多。

5. 禁忌与注意事项

不吃辣味食品,戒烟酒;锻炼身体,增强抗病力;预防感冒,因为感冒1次,病情加重1分。

三、急性上呼吸道感染

(一)疾病特点简介

急性上呼吸道感染,是被细菌或病毒感染所引起的疾病。中医学叫伤风。主要特征为:鼻咽及大中气管黏膜重度充血,是病毒感染而致。起病急,起初有鼻、咽黏膜发痒和灼热感,打喷嚏、流清涕或鼻道堵塞,2～3日后,鼻涕变稠,并有咽痛及咳嗽,咽喉疼痛重,声音嘶哑,伴有轻度发热。合并呼吸道细菌感染时,扁桃体肿大,咳浓黄痰和发热。

（二）治疗

1. 偏方、验方、秘方疗法

（1）黄芩36克，用水煮40分钟，去渣，滤出汁，分2次服（早晚各1次）。适用于病毒感染（《本草纲目》）。

（2）可用中成药银翘解毒丸，早晚各服1次（《本草纲目》）。

（3）百沸汤（把水煮沸几十次）尽量多饮，要温饮，不可凉饮（《本草纲目》）。

（4）生姜10克，小蒜（小根菜）30克，葱白30克，红茶3克，加水煮10分钟，热服药汁，使发汗。主治风寒感冒（《本草纲目》）。

（5）治风寒咳嗽方：麻黄6克，加水300毫升煎煮，煮剩120毫升时，滗出药汁，趁热顿服，捂被发汗，汗出病轻，1天2次。

（6）治肺热咳嗽方：马兜铃9克，加水150毫升煎煮，煮剩90毫升时，滗出药汁，分2次，当天服完。忌吃辛辣食物。

（7）治咳嗽咽痛方：干灯笼草90克，制成细面，每次5克，用凉开水送服，每日2次。

（8）治久咳气短方：炙百部200克，用白酒2 000毫升浸泡4日后，每次饮30毫升，每日2次。

（9）治风寒伤肺咳嗽方：鲜牛蒡根10克，加水120毫升煎煮，煮剩70毫升时，滗出药汁，分2次服，早晚饭前各1次。

2. 非药物疗法

（1）拔火罐（没有罐子，可以用罐头瓶子）：用于全身不适、头痛、发热的病人。头痛，用小罐拔双太阳穴及眉弓上；咳嗽、胸痛，拔前胸后背，以拔至皮肤呈紫红色为止。

（2）针灸：对于有胸痛、白痰、无汗特征者，可针大椎、风池、合谷、肺俞、膻中、池泽、中府、列缺、风府、外关穴；咳嗽、气促、发热、黄痰者，针太渊、足三里、肺俞、尺泽等穴。

（3）刮痧：用刮、掐、揪、捋、挤等方法把皮肤刮成深红色。头痛,在太阳穴刮痧;咽喉痛,在喉骨两侧刮痧;胸痛发热、脓痰者,在前胸及后背刮痧,效果较快。

(4)物理降温:高热时,可以用热酒精或高度白酒擦身,对无热、怕冷、心跳缓慢的人,严禁用此方法。

3. 现代医疗方法

(1)有发热病人,需卧床休息。

(2)体温太高,可以服用阿司匹林、对乙酰氨基酚。对于不出汗者,可以用这些药发汗,但不可出汗过多,以免伤津,而使抗病能力下降。阿司匹林每次 0.3~0.6 克,每日 3 次;对乙酰氨基酚每次 0.25~0.5 克。

(3)对于流涕与打喷嚏的病人,可服氯苯那敏,每次 2~4 毫克,每日 3 次。

(4)咳嗽:喷托维林口服,每次 25 毫克,每日 3 次。

(5)病毒感染:可以用抗病毒药,如金刚烷胺口服,每次 0.1 克,每日 2 次。

(6)确诊有合并感染者,可用青霉素与链霉素合用。青霉素每次 80 万单位,每日 2~3 次,肌内注射;链霉素每次 0.5 克,每日 2 次,肌内注射。

4. 禁忌与注意事项

(1)确诊是合并感染,就要禁止吃辣味食物。

(2)有汗者,不可再发汗,已发过汗者,一般不宜再发汗。

(3)对于全身偏冷,体温不高,血压偏低,脉搏不足 60 次的病人,不宜吃一切寒凉类食物,禁止吃冰及冰制品,以及寒凉性水果和罐头;不准吃梨、菠萝、香蕉、黄瓜、西瓜、鲜枣、苹果、橘子;不准吃冷饮、冷食。但是,一旦确诊为合并细菌感染后,上述东西,就可以吃了,而且还对治疗有辅助作用。

第十章 皮肤科疾病

一、脱 发

(一)疾病特点简介

脱发,大致有斑秃、早秃、脂溢脱发等几种情况。斑秃是局限斑状脱发,绝大部分都能自愈;早秃常发生于青壮年及脑力劳动人群,脱发多伴头痒,一般多是从前额向上脱发;脂溢性脱发也发于青壮年,头皮油腻、发亮或有大量头屑,自觉发痒,有从前额开始脱发,也有从两侧开始脱发。

(二)治疗

1. 偏方、验方、秘方疗法

(1)喝咖啡有防治脱发作用。

(2)土豆汁和芦荟汁各2匙,蜂蜜20克。混合后,涂在脱发处,2小时后洗去,每日1次。治早脱发。

(3)榧子(一种常绿乔木的种子)3个,核桃(剥仁)2个,侧柏叶30克。把它们捣碎后,用雪水浸泡起来,每天用此水梳发,治好之后"发永不落,且润也"(《本草纲目》)。

(4)白灰1.5千克。用水稀释搅匀之后,用锅把水烧干,把灰炒焦,再用酒1 500毫升浸泡,每天饮酒100毫升,令人感到微醉,治好后不但不再脱发,并常有新发再生(《千金方》)。

(5)红花60克,干姜90克,当归100克,赤芍100克,生地黄100克,侧柏叶100克。加75%的酒精3 000毫升,封闭浸泡10日,每月用此酒涂在脱发处,每日3~4次。"治愈率80%"(《中国中医秘方大全》)。

(6)白醋2份,姜汁1份,混合在一起,每次洗完头,用此水涂

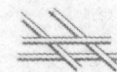

在头皮上,既防脱发,又能生新发。

(7)治脱发方1:铜绿粉30克,猪油50克。用猪油把铜绿粉调成药膏,涂脱发皮肤上,每日1次。

(8)治脱发方2:鲜茉莉花200克,加水400毫升煎煮,设法回收蒸馏水,用此水洗头。

(9)治脱发方3:鲜椿树叶200克,鲜楸树叶200克。2药混合捣成泥,装入纱布袋内,涂搽脱发头皮,促使再生。

(10)治脱发方4:用芭蕉油直接搽拭脱发之处。

2. 非药物疗法

(1)梅花针治疗。用梅花针叩刺患处头皮至潮红或微出血为止,5~7日1次,直到生发为止。适合一切脱发。对斑秃疗效最好。

(2)按摩。用白醋涂在头皮上,然后,顺时针按摩皮肤,每日1次,直至病好为止。

(3)用中性皂洗发,不用含碱肥皂洗发。

3. 现代医疗方法

(1)红外线治疗。

(2)可用胱氨酸,以及糖皮质激素治疗。

4. 营养与饮食疗法

维生素A、维生素B_1、维生素C、烟酸等缺乏时,皮肤都会发生不同程度的蜕变,因此有脱发病时,首先要使以上营养补充足。

维生素A在动物肝中、蛋类、乳制品中含量高;维生素B_1在谷物外皮、植物种子胚芽、酵母、豆类、瘦肉中含量多;维生素C在新鲜蔬菜及水果中含量多;烟酸在绿花椰菜、牛肉、乳酪、鸡蛋中含量多。

5. 禁忌与注意事项

(1)不可吃辣味食物。

(2)不要用碱性肥皂洗发。

第十章 皮肤科疾病

二、足 癣

(一)疾病特点简介

足癣俗称脚气,中医学叫湿气。在夏季穿胶鞋、不透气的皮鞋、塑料鞋等,都容易患此病。这种病由真菌感染引起。热与湿的环境,真菌最容易繁殖,其中脱屑型者,鳞屑不断发生于脚掌与脚背,或脚趾之间;水泡型最初红痒,继而起水疱,特别痒。如果不合并细菌感染,几天后,水疱破、结痂,就好了;若合并感染,就会红肿溃烂,并且还可能向上蔓延。

(二)治疗

1. 偏方、验方、秘方疗法

(1)用鸡蛋壳的大块内膜,贴12小时,连续贴2～3次就能痊愈。

(2)白鲜皮(八股牛、臭根皮)若干,捣碎,用白醋浸泡(药平醋面)8小时后,用此药醋涂足癣,连续涂几次,就好了。

(3)半边莲60克,煮汤凉后,浸泡病脚15分钟(《本草纲目》)。

(4)干燥型足癣用雄黄膏(由雄黄30克,氧化锌30克,凡士林250克制成)。

(5)白及研成细末,用凉开水调成糊,塞入开裂缝隙里。治疗期间,不要着水。主治干裂型足癣(《济急方》)。

(6)把冬青烧成灰,用凡士林或护肤膏调成10%软膏,抹入裂口中。治干燥型足癣(《本草纲目》)。

(7)治脚趾间糜烂方:滑石30克,煅石膏30克,枯矾6克,3药混合制成细面,干撒在糜烂的趾缝间。

(8)治脚丫湿疹方:鲜荆芥200克,捣烂如泥敷脚趾间湿疹上。

(9)治夏日足趾肿痒方:鲜茄子根200克,加水1 000毫升煎煮,当煮剩500毫升时,滗出药汁,用其涂洗痒痛处。

(10)治足癣方1:芸薹子油直接涂搽患处。

(11)治足癣方2:松脂30克,轻粉10克,2药混合制成细面,用食醋调成糊,涂(或敷)患处。在用药之前,先用白醋清洗病灶。

(12)治足癣方3:巴豆捣烂成泥,敷患处。

(13)治足癣方4:把驴粪蛋晒干,烧成灰,用白醋调成糊,敷患处。

2. 非药物疗法

(1)夏天,洗刷鞋垫,晒干后,再用白醋把鞋垫浸湿,鞋里边也用白醋浸湿。这样处理,鞋内及鞋垫上的真菌就基本被浓醋杀死,再穿此鞋,就不容易发生足癣了。

(2)每晚用凉水浸泡脚15分钟。

(3)夏天要穿透气的凉鞋或布鞋。

(4)在农村工作,最好穿草鞋。

3. 现代医疗方法

(1)水杨酸1克,用凡士林100克,制成软膏,直接涂患处。

(2)新脚气水,疗效极好。

(3)1%～3%克霉唑霜,直接涂患处,有轻度刺激感。

(4)咪康唑霜剂(有15克与30克两种包装),直接涂足癣上。

(5)联苯苄唑霜剂,直接涂足癣处。

(6)脚气霜(十一烯酸),有0.1%溶剂,也有5%膏剂。用于足癣破裂处,有短时刺激性发生。

4. 禁忌与注意事项

(1)夏天不穿胶鞋、不透气的鞋和厚鞋。

(2)发病时尽量不要用指甲搔痒,以免合并细菌感染,痒重难忍,可以涂醋。

第十章 皮肤科疾病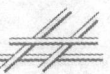

三、颜面黑斑

(一)疾病特点简介

这是一种以面部为主的色素沉着性疾病。黑斑为暗褐色、黄褐色或深咖啡色等,不突出,无结节,多对称,多发于两腮,也可以累及前额、眉弓、颧部、唇周等部位,形状大小不一。多发于女性青春期和妊娠期。

(二)治疗

1. 偏方、验方、秘方疗法

(1)把柿子叶研成极细末,取柿叶末30克加凡士林90克,调成软膏,每天用此膏擦斑3~4次。总有效率为99%(《中国中医秘方大全》)。

(2)萎蕤与铃铛菜各等量,研成粗末,用60度白酒浸泡(药与酒的液面持平),每日早晚各喝药酒30毫升。

(3)苍耳叶焙黄研成细末,早晚饭后用米汤各送服3克。

(4)益母草茎1 000克,加水4 000毫升,用小火煮3小时。滤出药汁,继续用火煮熬,一直熬成膏,用此膏天天擦脸。不但去斑,还会使皮肤更加细嫩。

(5)新采大黄根12克榨汁,穿山甲10片(烧焦后制成细面),川椒细面15克,鲜姜汁12毫升。以上4种药混合后,用布包起来擦脸,效果好(《陆氏积德堂》)。

(6)榨取银杏汁涂面,可去斑,并使面皮细腻(《本草纲目》)。

(7)治疗面部黑痣方1:用青草叶划破黑痣,把铜绿细面撒到划破创面上。

(8)治疗面部黑痣方2:鲜荔枝的叶与种子各50克,放入400毫升水中煎煮,煮剩250毫升时,滗出药汁,用其频洗斑痣。

(9)治面上紫块方:羊蹄根(植物)和椒目各30克,制成细末,用姜汁调成糊,涂搽紫块。

(10)治疗面部黑斑方1:乌梅30克,晒干,制成细面,用唾液把乌梅面调成糊,用此药频涂黑斑。

(11)治疗面部黑斑方2:干羊蹄草30克,胡椒20克,穿山甲30克,3药混合制细面,装在纱布袋里,用其勤擦面上黑斑。

(12)治面部黑斑方3:白僵蚕30克,制成细面,用生蜂蜜把白僵蚕粉调成糊,用其搽黑斑。

(13)治面部黑斑方4:鲜藁本300克,捣烂榨汁,用此药汁频频涂搽黑斑。

2. 非药物疗法

(1)能保持良好的精神状态,可以使皮肤健康,色泽细嫩,色素代谢正常,色泽均匀。

(2)每天早晚干洗脸各200次。干洗脸时,要心平气和,心无杂念,洗脸的手向上、向外上方搓揉。每天坚持不懈,有斑去斑,无斑可使皮肤细腻。

3. 现代医疗方法

(1)用激素治疗,需在医生指导下进行。

(2)保持心情乐观愉快。

4. 营养与饮食疗法

(1)维生素A、维生素B_2、维生素E、生物素、烟酸等对此病都有治疗作用,可以经常口服。

(2)多吃白柿子,有去斑作用。

5. 禁忌与注意事项

(1)减少阳光直接照射。

(2)忌生气和忧愁。

第十章 皮肤科疾病

四、体 癣

(一)疾病特点简介

体癣病因是真菌感染。好发于男性,多发于夏天,冬天多康复。癣疮是单个或多个针头大小的红疹,突出表皮,或是水疱,逐渐形成边界清楚的斑片,表面有细小的鳞屑,随着皮损向外扩展,中央逐渐消退,呈环状其边缘形成许多丘疹、水疱和鳞屑,水疱大小约0.5~5厘米,有瘙痒感,常在多汗、潮湿和经常摩擦的部位出现,特别是腰部、颈部和腋窝。

(二)治疗

1. 偏方、验方、秘方疗法

(1)苦楝皮20克,雄黄5克,白矾5克,凡士林70克。前3味药制成细末(最好过罗),然后用凡士林调合成软膏,每日用此药膏涂病处2~3次。

(2)艾叶,放在大口缸或罐中点燃,用烟熏癣,每日1次(《本草纲目》)。

(3)用柳絮煮浓水洗癣,每日1次(《本草纲目》)。

(4)硫黄、艾叶各等量,研成细末,用棉花裹起来,点燃熏癣,每日1次。

(5)新鲜酸浆(酢酱草),捣烂成泥,用其直接擦癣,每日1次(《永类方》)。

(6)巴豆仁3个,捣烂成泥,用绢纱包裹,每天用它擦癣,每日数次(《碑以正经验方》)。

(7)炒五倍子100克,枯矾(炒熟的矾)50克,硫黄15克。用火把3药焙炒冒烟,凉后研成细末,用香油调涂癣上,每日1次(《明清太医院》)。

(8)银杏,用嘴嚼烂后,吐出涂在癣上,每日1次(《本草纲目》)。

(9)榆树根白皮捣烂后,直接涂在癣上,每日1次(《本草纲目》)。

(10)小儿生癣,用轻粉末1克,加猪油10克调涂癣上,每日1次(《本草纲目》)。

(11)新鲜的石榴皮,蘸枯矾末擦癣,每日1次(《本草纲目》)。

(12)斑蝥研成细末,用等量的醋和蜜调和擦癣,每日1次(《本草纲目》)。

(13)淫羊藿、青蒿、茵陈、菖蒲、苦参、百部、艾叶、乌头、苍耳子、黄连、大蓟、白及、薄荷、蛇床子、绿矾、铁锈、石灰、雄黄等都有治体癣的作用。

(14)治体癣发痒方:新鲜小蓟(刺菜)150克,捣烂榨汁,顿服。

(15)治干癣方:干狼毒100克,制成细末,用食醋把药面调成糊,用其涂搽皮癣。

(16)治癣方:干茛菪根30克,制成细末,用蜂蜜将其调成糊,用其涂癣。

(17)治体癣方1:把盐粒放在口中咀嚼成盐泥,用其搽拭癣疮。

(18)治体癣方2:百部150克,用白酒2 000毫升浸泡,4日后,每次饮40毫升,每日2次。

(19)治体癣方3:土槿皮末60克,用食醋把土槿皮末调成糊,用其搽体癣。

(20)治体癣方4:硫黄细末30克,用鸡油把硫黄末调成糊,用其搽体癣。

(21)治体癣方5:白灰粉60克,干蚕蛹60克,2药混合制成细面,用食醋把药面调成糊,用此糊涂搽体癣。

(22)治体癣方6:巴豆20克,白醋20毫升共捣烂成糊,用其

第十章 皮肤科疾病

涂癣。

(23)治体癣方7:用木棉籽油,搽拭体癣。

2. 现代医疗方法

(1)0.1％维A酸(维特明霜)霜剂,涂于洗净癣的部位。

(2)1％～3％克霉唑霜剂涂癣上。

(3)咪康唑(达克宁)眼膏对眼睛的真菌感染有效。

(4)脚气灵软膏涂病处。

(5)灰黄霉素片每日0.5～0.6克,分2～3次服。

3. 营养与饮食疗法

维生素A、维生素B_6、维生素C、烟酸等,对此病都有辅助的治疗作用,可以直接口服。

五、痱 子

(一)疾病特点简介

此病是因夏天湿热,汗液排泄不畅所致。多见于气温在30℃以上的天气。发病时,在汗孔处,发生针头大小红色丘疹,很快就变成了小水疱,并且连片,痒痛,好发于腹、胸、臂、背、颈、腋窝及腹股沟等处。

(二)治疗

1. 偏方、验方、秘方疗法

(1)滑石200克,甘草30克,混合研成极细末,直接撒涂痱子上,每日1次(《本草纲目》)。

(2)炉甘石、滑石各等份,混合研成细末,用凡士林把两药末调成药膏,涂病处,每日1次。

(3)明矾10克,氯苯那敏12毫克,共研成极细末,用甘油调成油膏,涂病处,每日1次。

药粉混合调成糊,用其涂扁平疣,每日数次。

(9)治扁平疣方 4:砒霜 2 克,巴豆 6 克,糯米 12 克,3 药混合制成细面,用水把药面调成糊,用其涂擦疣。

(10)治扁平疣方 5:柏树油脂 15 克,松脂 15 克,2 药混合制成细粉,用其涂擦疣疮。

2. 非药物疗法

(1)风热型疣,针刺曲池、合谷、足三里、血海穴及疣周围。

(2)精神抑郁型,针刺至阴、侠溪、支正、血海穴及疣四周。

3. 现代医疗方法

(1)直接用铋制剂,注射到疣体内。

(2)25%的疣敌(鬼臼毒素,疣脱欣)酊剂治疗扁平疣。先将疣用皂水洗净,然后将此药涂上,连用 3 日后,停药观察,4 日为 1 个疗程,总计不超过 3 个疗程。

4. 禁忌与注意事项

不要无目的地抠、搔、刮、挤,以防疣向其他处扩散或感染。

七、寻 常 疣(瘊子)

(一)疾病特点简介

寻常疣俗称瘊子,是由乳头瘤病毒感染所致的皮肤赘生物。起初,仅是针鼻大小的丘疹,以后逐渐增大到豌豆大,或更大,圆形或多角形,表面粗糙,比较硬,灰色或污褐色,呈乳头状增生,拔出角质刺时,容易出血,数目不等,好发生于手背、手指、足缘。半数以上者,可能在 2 年左右自行消失,故又俗称千日疮。

发生在手指与脚趾上,俗称鸡眼,或叫脚垫子。

第十章 皮肤科疾病

（二）治疗

1. 偏方、验方、秘方疗法

（1）鸦胆子仁1份，血竭1份，生石灰2份。将3味药混合捣碎烂成糊，装在干净瓶中备用。治病时，将此糊涂在疣上，用手指反复揉搓和旋转，加一定力度，大约在1～2分钟内，就能使疣脱落；然后用消毒布块压迫止血，再加以包扎固定即可(《中国中医秘方大全》)。

（2）新鲜鸡蛋（或鸭蛋）7个，煮熟（或蒸熟）后剥去外壳，每只蛋切成4块，用醋200毫升，浸泡2～6个小时后，分几次吃完。忌盐、酱油及碱性食物。若吃1次未好，隔1个月再吃1次(《中国中医秘方大全》)。

（3）大戟、甘遂细末各等量，卷在纸内，点燃纸卷把疣烧焦(《本草纲目》)。

（4）用20％的白灰膏腐蚀疣体，边腐蚀，边把已被腐蚀的部分清除掉，直至除根。

（5）用花蜘蛛的网丝，缠住疣的根部，要缠紧，5～6日后，因疣体缺血而脱落。期间可有些疼痛，但可以忍受，不要中途而废。

（6）用头发把疣根扎紧，使其缺血，也能把疣勒下来。

（7）治寻常疣方1：白灰15克，放在高度白酒30毫升中浸泡7日后，滤出白酒，用此酒滴疣体，待其自行脱落。

（8）治寻常疣方2：桑木烧灰100克，加水250毫升浸泡1宿，滤出灰水，再把灰水熬成稠糊备用。治疣时，用针把疣头挑破，把灰膏涂在疣上。

（9）治寻常疣方3：明矾100克，地肤子100克，2药加水500毫升煎煮，煮剩150毫升时，滤出药汁，用此药汁频频涂洗疣疮。

（10）治寻常疣方4：用狗尾草穿透疣身，然后用酽醋点涂疣疮。4天后倘若不好，再点1次。

(11)治寻常疣方5：芫花15克，大戟15克，2药混合制成细面，把药面捲在纸筒中，点燃药纸筒，烤炙寻常疣，可使其脱落。

(12)治寻常疣方6：用艾叶火灸3炷，疣即脱落。

2. 非药物疗法

(1)用灸法：点燃艾炷，放在疣上灸3炷，就可以把疣灸下来。

(2)针刺：参见扁平疣的"非药物疗法"。

3. 现代医疗方法

手术，或用液氮冷冻法，或用激光切除。

4. 禁忌与注意事项

自己不要乱刮、乱切，以免病毒转移到其他部位去结疣。

八、湿　疹

(一)疾病特点简介

湿疹是一种常见的皮肤病。主要特征为红色丘疹，形状多样，易渗出、病程长、好复发；红斑发生后，相继出现散在和密集的丘疹，或小水疱；搔抓或摩擦，疱破便形成糜烂，渗出或溃疡；经过治疗，病灶变干燥，结痂，生鳞屑，而进入亚急性期。慢性湿疹常局限于某一部位，经久不愈。表现为皮肤增厚，皮纹加深，色素沉着，自觉很痒。

(二)治疗

1. 偏方、验方、秘方疗法

(1)炉甘石研成极细末，用氢化可的松软膏调成膏，用此膏薄薄地涂在病灶上。在涂药前，用温水把病处洗干净，然后再涂药。涂药不久，就不再有渗出了，一般2～3日就基本痊愈。阴囊湿疹，每日1次，洗后涂药。

(2)开花的桑树枝，每次60克，用水煮，饮药汁，每日2次(《本草纲目》)。

(3)核桃仁熬油涂患处。

(4)用蒲黄细粉扑湿疹(《本草纲目》)。

(5)苦参60克,黄柏30克,金银花30克,蛇麻子15克。上药用水煮40分钟,滗出药汁,分2次服;也可以用此药汁洗(《中国中医秘方大全》)。

(6)治阴囊湿疹方1:炉甘石15克,蚌粉15克,2药混合,制成细面,用此药面直接扑到阴囊湿疹上。

(7)治阴囊湿疹方2:枯矾30克,制成细面,直接扑湿疹。

(8)治阴囊湿疹方3:蓖麻根30克,硫黄30克,米粉50克,3药混合制成粉面,直接扑到湿疹处。

(9)治风气瘙痒方:薄荷15克,蝉蜕15克,混合制成细面,每次3克,温开水送服,每日2次。

(10)治头面黄水疮方:艾叶40克,放入米醋200毫升里煮,煮剩80毫升时,把药汁倒至纱布上,贴敷到湿疹上。

2.非药物疗法

针刺风池、曲池、行间、血海等穴。

3.现代医疗方法

(1)先把溃疡用温开水洗净,然后涂上氢化可的松膏。

(2)赛庚啶口服,每次4毫克,每日3次。

(3)发生红肿,需同时用抗生素,如青霉素每次80万单位,每日2次,肌内注射;红霉素口服,每次0.5克,每日3～4次。

4.营养与饮食疗法

(1)口服维生素B_2、维生素C与钙。

(2)饮食要清淡一些,如小米、荞麦面、晚稻米、奶类、豆类、蛋类食品。

(3)生物素有减轻湿疹症状作用,牛肉、蛋、大豆中生物素含量较多。

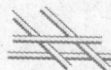

5. 禁忌与注意事项

(1)不要吃辣味食物。

(2)可用温水洗患处,但绝不可用热水烫洗。

(3)不要用手搔抓。

九、秃　疮(头癣)

(一)疾病特点简介

本病有传染性,常常通过帽子、剃剪头发工具传染。多发生于青少年人群中,主要表现为:初始头发有白色脱屑斑,大小不一,日久,扩大成片,受损部位毛发干枯,容易折断,自觉瘙痒,病程很长。大多数可以自行痊愈,并且不留后遗症。但是,一旦合并细菌感染,头发永不再生。此病由真菌感染所致。

(二)治疗

1. 偏方、验方、秘方疗法

(1)外涂一扫光。用药方法如下:用药前,先将病处头发完全剪掉,用温醋水把病处洗涤干净。用药1周后,把患处头发完全拔去。病处清理完后,开始用一扫光,涂药愈薄愈好,要涂匀,每日1次,大致用药3~4周后痊愈。

注:一扫光制法:苦参、黄柏各500克,烟胶500克,枯矾、木鳖、大枫子肉、蛇床子、蜀椒、潮脑、硫黄、明矾、水银、轻粉各30克,白砒15克。以上药研成极细末,用熟猪油2 500克化开,加入药末中,搅匀后,作成龙眼大的药丸,用瓷器贮藏起来备用。一般药店多有成药销售。

(2)木炭烧红后,投入水中,用此水洗癣疮(《本草纲目》)。

(3)天天吃桑葚60克,治赤秃;同时用桑树枝煮水洗病处(《本草纲目》)。

第十章 皮肤科疾病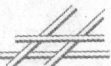

(4)皂矾 10 克,楝树子 10 克,2 药混合制成细面,用此药面涂搽秃疮。

(5)治秃疮方 1:百草霜(柴灶锅底灰)12 克,用猪油 20 克调成药膏,用其涂搽秃疮。用药前,需用食醋洗净疮面,然后上药。

(6)治秃疮方 2:贯众 30 克,白芷 30 克,2 药混合制成细面,用香油把药面调成糊,用此药糊涂秃疮。

(7)治小儿白秃方:紫草 100 克,加水 600 毫升煎煮,煮剩 300 毫升,滗出药汁,用此药水天天洗疮。

(8)治秃疮方 3:陈年香薷 60 克,加水 200 毫升煎煮,煮剩 100 毫升时,滗出药汁,再往药汁中加入胡椒粉 15 克和猪油 15 克,三者混合搅匀,用此药汁,频涂秃疮。

(9)治秃疮方 4:在农历五月采摘漏芦草晒干 60 克,烧成灰,用猪油 80 克将药灰调成药膏,用其外涂秃疮。

(10)治秃疮方 5:藜芦 40 克,制成细末,用香油 60 克调和成膏,外涂秃疮。

(11)治秃疮方 6:芫花细末 40 克,用猪油 70 克把芫花细末调成膏,外涂秃疮。

(12)治秃疮方 7:杏仁 60 个,用火烧至外焦内黄时,研制成杏仁油糊,用其涂秃疮。

(13)治秃疮方 8:鲜丝瓜叶 300 克,捣烂榨汁,用其涂秃疮。

(14)治秃疮方 9:绿矾 15 克,苦楝子 30 克,2 药混合制成细末,用白醋 60 毫升把药末调成糊,外涂秃疮,24 小时后把药洗去,重新换药。

2. 现代医疗方法

(1)口服灰黄霉素,每次 0.2 克,每日 3~4 次,1 个疗程 4~6 周。

(2)用灰黄霉素软膏涂病处。

(3)米康唑霜涂病处。

(4)克霉唑软膏涂病处。

3. 营养与饮食疗法

(1)维生素 A、维生素 B_2、维生素 C、生物素等有辅助治疗作用。

(2)饮食要清淡一些。

4. 禁忌与注意事项

(1)忌吃辣味食物。

(2)忌用热水烫洗。

(3)少戴帽子捂着。

(4)不要用手搔抓。

十、臁 疮(小腿溃疡)

(一)疾病特点简介

小腿溃疡,俗称"老烂腿"又叫臁疮腿。患这种病的人,多数都有长期站立工作的历史,患肢多为静脉曲张者,溃疡多发生于小腿下 1/3 处及踝骨上部的内外侧,以内侧为多。溃疡经久不愈,疮口凹陷,边缘如缸唇,疮面的肉色呈灰白色,流灰黑或带绿色的脓。疮面一旦被损伤,容易出血。溃疡周围皮肤色素沉着,常伴有湿疹或皮炎,经常反复发作,发作时痒痛、红肿。如果疮面变红并且脓水变稠的时候,这是将要收口的征兆;如果疮面灰暗,渗出来的是稀水,就很难好。有些病例多年不好。

(二)治疗

1. 偏方、验方、秘方疗法

(1)把 10 个鸡蛋的蛋黄,用慢火煎出蛋黄油;再用一些纱布块,放入蛋黄油中,把蛋黄油完全搌在纱布上,放在消毒的瓶中备用。先把疮口消毒洗干净,然后把蛋黄油纱布敷在疮上,用消毒纱

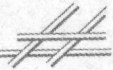

布盖好,包扎固定好(《中国中医秘方大全》)。

(2)青黛30克,石膏120克,滑石120克,黄柏60克,以上4药混合后研成细面,用香油调和涂在疮面上。主治初起的溃疡。

(3)熟石膏27克,升药(又名三仙丹,即粗制氧化汞)3克。共研成细末,敷到疮口上,外盖无菌纱布,包扎固定好。主治小腿溃疡后期病。

(4)地下挖出的白土,炒热,用香油调成糊,外敷疮口上(《本草纲目》)。

(5)马齿苋,晒干,研成细面,用蜜调成稀糊,敷在疮上(《集玄方》)。

(6)蛋壳内膜疗法。把鸡蛋洗净,打破一头,用消毒的无齿镊子,将蛋壳里面的薄膜取出来,根据疮面的大小,立即敷在疮上;如果疮面大,为了能使渗出物流出来,可以在膜上剪几个小洞(《中国中医秘方大全》)。

(7)治小腿溃疡方1:铜绿2克,黄蜡30克,2药放在锅里用火熬成药液,用厚纸(或白布)醮药液贴到疮面上。药液不可太热,以免烫伤;若用药后向外流水,效果会更好。

(8)治小腿溃疡方2:雄黄6克,艾叶15克,2药混合制成末,捲入纸筒里,用火点燃一端,用药烟熏灸溃疡,直至熏出毒水,每日1次。

(9)治小腿溃疡方3:鲜翻白草200克,加水1 200毫升煎煮,煮剩400毫升时,滗出药汁,每日用此药汁洗疮多次。

(10)治小腿溃疡方4:羊粪晒干,烧成灰60克,轻粉10克,2药混合制成药面,将此药面直接撒到溃疡上,并加盖敷料,包扎固定。

(11)治小腿溃疡方5:艾叶200克,放在容器中点燃,用艾叶之烟火熏灸溃疡。

(12)用原盐里的黑色液体,反复涂搽臁疮。

2. 现代医疗方法

(1)找出感染微生物种类,用抗生素治疗。

(2)扩创手术。

3. 营养与饮食疗法

(1)饮食加强营养。

(2)维生素 B_6、生物素与镁等对此病都有一定治疗作用。维生素 B_6,生物素,在蛋、豆、肉、奶中含量较多;镁在肉类、酵母、各种种子中含量多。

(3)虾与糯米做饭,有治小腿溃疡作用。

(4)每天食用两顿薏苡仁粥,有促进此病康复作用。

4. 禁忌与注意事项

(1)本病治好后,容易复发,可用弹力厚袜保护,以免受伤再次复发。

(2)不吃辣味食物。

(3)病期,每天用消毒类液体洗涤,以免合并感染。

十一、手足鸡眼

(一)疾病特点简介

鸡眼多发生在手足上。多以挤压、摩擦和外伤为诱因。初起只是一个发亮的小丘疹,随着不断摩擦、挤压,逐渐变大,小如绿豆、大至蚕豆,角化严重,粗糙不平,境界清楚,突出表皮,多发于足跟或掌指上。

(二)治疗

1. 偏方、验方、秘方疗法

(1)把炒煳的盐敷在鸡眼上,并同时把唾液涂在盐里,反复多次(《肘后方》)。

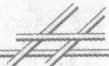

(2)地骨皮、红花各等量,研成细末,敷在鸡眼上(《本草纲目》)。

(3)先把鸡眼泡软,用刀片削去硬壳;再把绊疮膏中间剪个洞,贴在鸡眼上,使鸡眼从洞中露出来;然后,把千金散敷在鸡眼上,并用大块纱布敷盖。上药后3~4日即有灼痛感觉,6~7日揭开,可能看到鸡眼与基底组织完全分开,病灶内有黄色腐蚀物皆清除出去。倘若重按不痛,就证明已经痊愈了;如果病灶仍然有压痛,说明仍未痊愈,还需要再治1次。

(4)苦参子、猪肉各等量捣烂,贴在鸡眼上,包扎固定好,约7日后鸡眼掉落。

(5)用火把蓖麻子壳烧焦,取出仁,按在鸡眼上,包扎固定好,每3日换1次,痊愈为止。

(6)用大葱的嫩心,贴在鸡眼上,加敷料固定好,第二天剪去已经软化的组织,每2日换药1次,直至痊愈为止。

(7)先用热水把鸡眼泡软,再用刀刮去上边的硬壳,然后把土豆块按在鸡眼上,包扎固定好,每晚换1次,直至痊愈。

(8)把茉莉花用嘴嚼烂,敷在鸡眼上,包扎固定好,5日换1次。

(9)用热水把鸡眼泡软,刮去上皮,再点煤油,直至痊愈。

(10)治手足鸡眼方:用浓卤汁滴鸡眼上,每日数次。

2. 现代医疗方法

(1)用液氮冷冻。

(2)外科切除。

(3)激光治疗。

十二、头风白屑(头皮脱白屑)

(一)疾病特点简介

此病好发生在头皮上,少数发生在面、颈及耳后,青年人多发此病。主要表现为头皮发生弥漫、均匀、干燥的白屑,在梳发搔抓时,头发易于脱落。头发掉后,部分还可长出来。有的头皮伴有丘疹,用手挠时,会有血渍或有渗出液,自觉发痒,不但脱屑还有脱发。

(二)治疗

1. 偏方、验方、秘方疗法

(1)在洗完头发后,再用15%白醋水洗1次,擦干即可,每3日洗1次,白屑就不再生了,头发也不会脱落了。

(2)藁本、白芷各等量,研制成细末,用此药末夜间擦头皮,早晨再把药末梳除去(《便民图经》)。

(3)新鲜王不留行(流行子、奶米、大麦牛)全草适量,煮水洗头(《圣惠方》)。

(4)藜芦(又叫旱葱、七厘丹、毒药草)细末用醋浸泡7日(药与醋液面平)后,用此醋擦全头皮,每日1次(《本草纲目》)。

(5)洋葱头洗干净捣烂,涂在头皮上,用布包扎。3日换1次,3~4次后就不掉白屑了。

(6)治头皮白屑方1:王不留行30克,白芷30克,2药加水500毫升煎煮,煮剩200毫升时,滗出药汁,睡前用此药汁涂头皮。

(7)治头皮白屑方2:醋精50毫升,酒精50毫升,2药合在一起,每晚涂头皮1次。

2. 现代医疗方法

(1)用偏酸性去脂类洗发剂。

(2)二硫化硒(希尔生、硫化硒)。用于治疗头皮屑过多症和脂溢性皮炎,先用二硫化硒5~10毫升涂头皮,然后用低温一点的水冲去,每周2次,连用2周。

3. 饮食与营养疗法

(1)补充维生素B_2、维生素B_6、维生素C等,也可以多吃肝、豆制品、蛋黄、绿叶菜、谷类和新鲜水果。

(2)饮食宜清淡。

4. 禁忌与注意事项

(1)忌吃各种辣味食品,少吃鱼。

(2)不宜用碱性水洗头。

(3)少吃糖。

(4)避免用指甲抓痒。

十三、痤 疮(粉刺)

(一)疾病特点简介

本病多发生在男女青春期。多发生于面部,肩背偶尔也能见到此病。起初为小丘疹或黑头丘疹,周围发红,用指挤压,可挤出白色条状软物,有时痤疮顶点上发生小脓疱,可发展成疖肿。病程很长,这里好了,那里又发生,30岁左右常不疗自愈。

(二)治疗

1. 偏方、验方、秘方疗法

(1)硫黄、大黄各10克,共研成细末,再加入石灰水130毫升,充分搅拌,待澄清后,取中间清水,用它洗痤疮,每日涂洗3次。

(2)菟丝子苗榨汁,用此汁涂痤疮(《肘后方》)。

(3)治颜面痤疮方1:丹参30克,人参30克,沙参30克,苦参30克。以上4药混合制成面,与核桃仁150克放在一起捣成烂泥,制成梧桐子大药粒,每次服30粒,用茶水送服,每日2次。

(4)治颜面痤疮方2:黑牵牛子(晒干)60克,制成细面,首先用生姜汁涂痤疮,然后再用牵牛子面搽痤疮。

2. 非药物疗法

(1)用肥皂水洗涤干净,每日2次。

(2)寻找发病因素,排除诱因,再配合治疗。

(3)针刺曲池、血海、三阴交、风池等穴及痤疮周围(以泻为主,以补为辅)。

3. 现代医疗方法

(1)用0.1%新霉素软膏涂痤疮。

(2)有感染时需用抗生素。如复方磺胺甲噁唑口服,首次2克,以后12小时1克。

(3)必麦森凝胶(红霉素-过氧化苯甲酸)每次在痤疮上轻轻涂上一层,每日早晚各1次。

(4)用5%~10%的软膏,涂在痤疮上。

4. 营养与饮食疗法

(1)补充维生素A、维生素B_6、维生素B_2。这些维生素对痤疮有辅助治疗作用。

(2)宜清淡饮食,可吃豆制品、乳制品、蛋类、偏凉类蔬菜。

每天晚上嚼吃黑芝麻150克,有治痤疮作用。

5. 禁忌与注意事项

(1)忌吃辣椒、胡椒、姜、葱、韭菜、香菜、桃、杏、蒜薹、鱼,甚至要少吃牛、羊、鸡、狗肉。

(2)忌烟酒。

(3)少吃动物脂肪。

第十一章 儿科常见病

一、夜　啼

(一)疾病特点简介

小儿夜里啼哭,又称夜啼症。西医学认为,小儿夜啼,大致有两种情况:一是非疾病性啼哭,另一种是有疾病性啼哭。非疾病性啼哭有:情绪变化、饥饿、口渴、睡眠不足、断奶、过饱性腹胀、过冷、过热、尿布潮湿、衣服过紧、被褥过重、蚊虫叮咬等;因疾病导致夜啼,如腹痛、腹泻、头痛、中耳炎、发热、肤痒、营养不良等。缺钙、神经兴奋,也可能引发小儿夜啼。

中医学认为,能引起夜啼的情况主要有:心火、惊恐、受寒及母亲身有寒病;或穿衣、盖被、铺垫不合适;或因铺盖不当受凉(寒病夜间偏重),寒重腹痛而导致儿啼。小儿热症,常因孕妇在孕期多生气脑,平素又喜欢多吃香、燥、煎炸和辣味食物,热邪积郁体内。患儿在母体中已是偏热之身,出生后,仍然吃燥热的母乳。火气骚扰,致使病儿心神不定,心里烦躁、啼哭不止。另外,小儿发育不全,神经很脆弱,经不住各种响动的刺激,故夜啼。因此,新生儿的房间,应忌响动。

(二)治疗

1. 偏方、验方、秘方疗法

(1)哭啼声音响亮,伴有手足躁动者,用蝉蜕4克,薄荷4克,加水煮30分钟,滤出药汁,分3～4次喂服,每日1剂;手脚心热者,再加淡竹叶10克(《中国中医秘方大全》)。

(2)附子2克,用水煮30分钟,加适量红糖,平时当水饮。

(3)酸枣仁4克,乌梅4克,生大黄2克,用水煮30分钟,滤出药汁,分数次,当天服完。治惊哭。

(4)胎寒好哭,日夜不止,用当归焙干后,研成细末,每次2克,用温开水送服(《中国中医秘方大全》)。

(5)伏龙肝(柴灶内的土)2克,朱砂(辰砂)0.3克,麝香0.1克,混合研成细末,用奶水灌下去。治受惊,夜哭。

(6)如果因寒腹痛、腹泻,取老葱2根,姜3片,胡椒7粒,混合捣成糊,敷在肚脐上,很快能止泻、止痛。

(7)治小儿夜里啼哭症:黄芩3克,人参3克,2药混合制成细末,每次1克,用奶水送服,傍晚喂药。

(8)治小儿寒啼症:当归10克,制成细面,每次1克,用奶水送服。

(9)治小儿夜啼症方1:黑牵牛子5克,制成细面,用凉水把牵牛子调成糊。敷在双脚心上。

(10)治小儿夜啼症方2:刘寄奴6克,地龙6克,2药混合制成细面,每次1克,用奶水送服。

(11)治小儿夜啼症方3:牵牛子2克,五倍子2克,牛蹄甲2克,3药混合,制成细末,用食醋调成糊,分别敷两脚心上。

2. 非药物疗法

当小儿啼哭时,要仔细全面地检查孩子。首先测体温,或用手摸一摸皮肤,然后看眼睛是否红,耳朵是否疼痛,口腔内是否有异常改变,颈部两侧是否有肿块(颈淋巴腺炎),是否咳嗽;看看颈、胸、腹、背、腿、头是否有丘疹,从上向下摸腹部,是否摸到某处哭得更厉害了;生殖器是否红肿,肛门有无病变。再看看衣服和被褥有无潮湿,是否有惊怕的眼神。如此基本可以找出孩子夜啼的原因。如找不出原因应尽快送医院诊治。

3. 营养与饮食疗法

(1)夜啼,因缺钙而哭的比例挺大,要口服维生素D与钙,或煮肝汤饮。

(2)缺维生素B_2,会发生口角疱疹及糜烂,及时补充维生素

第十一章 儿科常见病

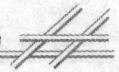

B_2,就解决问题了。

4. 禁忌与注意事项

(1)哺乳期的妈妈不要吃各种有辣味食物,不吃牛肉、羊肉、狗肉、鸡肉、桃、杏、鱼、荔枝、扁豆、蒜薹等热性食物。

(2)注意应少吃或不吃冰制品、冰箱藏品及茄子、土豆、香蕉、黄瓜、菠菜、等凉性食物。

二、鹅 口 疮

(一)疾病特点简介

鹅口疮,中医学又叫雪口,民间叫马牙子。西医学认为由真菌感染所致,多发于新生儿,以及营养不良、腹泻或长期使用抗生素的孩子。轻症,可见口腔黏膜上覆盖着白色,凝乳状、小尖或小斑片状物。随后逐渐融合成大片,不易擦去。倘若勉强擦去,基底部位可见潮红粗糙或轻微出血。轻者不影响吃奶,严重时,口腔会完全被白色膜覆盖,甚至白膜可能蔓延到咽喉、食管和气管,引起低热、拒食、吞咽困难等症状。倘若当地有白喉流行,一定要送医院治疗。

(二)治疗

1. 偏方、验方、秘方疗法

(1)冰片1.8克,硼砂1.8克,玄明粉1.5克。以上3药共研成极细末,用蜂蜜把药面调成糊。用干净的棉棒(或煮过的白布)蘸药末涂擦疮面,每日5~6次(《中国中医秘方大全》)。

(2)红小豆细面,用醋调成糊状,涂擦疮面,每日2次(《本草纲目》)。

(3)白矾、朱砂各等份,研成细面,涂擦疮面,每日2次(《本草纲目》)。

(4)人中白、枯矾各等量,研成细面,涂擦疮面,每日2次(《本

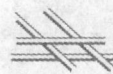

草纲目》)。

(5)五倍子细面,用1.5倍的猪脂调成膏,涂擦疮面,每日2次(《本草纲目》)。

(6)五倍子、明矾各等份,冰片少许。将明矾与五倍子捣碎成米粒大,用锅炒,待明矾变成枯矾(明矾先起泡、后干涸),取出制成细面,再加入冰片少许,研细搅匀,用时先用酒精擦过手指,用指蘸药面、涂擦疮面,擦去白膜,每日2次(《中国中医秘方大全》)。

(7)治鹅口疮方1:白及末6克,用乳汁调成糊,敷到双脚心上。

(8)治鹅口疮方2:贝母细末3克,蜂蜜3克,2种药皆放进15毫升水中,煮沸3分钟,成糊后涂擦鹅口疮。

(9)治鹅口疮方3:芒硝10克,制成细面,用棉签蘸药面,搽拭鹅口疮白膜,或擦拭出血,或擦去白膜。病自会好转。

(10)治鹅口疮方4:鸡内金10克,烧成灰,用棉签蘸药擦拭疮面。

2. 现代医疗方法

(1)经常用消毒棉棒蘸醋,擦拭疮面。

(2)酮康唑(康特霜、里素劳)口服,每日每千克体重3.3~6.6毫克,1次服下,10日为1个疗程;同时外用霜剂或膏擦拭病灶。

3. 营养与饮食疗法

(1)宜高蛋白、高维生素饮食,以增强抗病力,或口服维生素A、维生素B_2、烟酸、叶酸。

(2)母亲的饮食必须清淡,多吃蔬菜,不宜吃热性食物。

4. 禁忌与注意事项

(1)母亲忌吃一切辣物,不吃鸡、羊、牛、狗肉。

(2)小儿的饮食用具要勤消毒。

三、小儿慢性腹泻

(一)疾病特点简介

小儿慢性腹泻主要表现为,腹泻时间长,数月或数年不愈,每天数次稀便,或者是水样大便,便中常常有尚未被完全消化的食物。经常是吃完奶(或食物)马上就泻,吃一点肉,大便次数就增加,食欲不好,面黄肌瘦,疲乏,脉搏缓慢而无力,四肢偏凉,精神不振,时重时轻。重时(或合并感染),大便时腹痛便急,或便中含有脓血。西医学对此病的发病原因仍然不太清晰;中医学认为,与脾胃虚弱和命门火衰有关。

(二)治疗

1. 偏方、验方、秘方疗法

(1)生姜 5 片,胡椒 7 粒,中等葱头 3 个,炉甘石 6 克,4 药混合捣成烂泥,敷在病儿肚脐上。不过 3 日便可见轻。

(2)淮山药 5 克,云茯苓 5 克,生鸡内金 5 克,罂粟壳 3 克,用水煮,去渣,取汁,分 2 次,当日服完(《中国中医秘方大全》)。

(3)艾叶、枯矾各 9 克,白胡椒 7 粒,捣碎,用白酒调成稀糊,敷在肚脐上。

(4)治小儿虚泻方 1:木鳖子 3 克,丁香 6 克,麝香 2 克。以上 3 药混合制成细末,用醋调成稀糊,敷在肚脐上,加盖敷料,包扎固定。

(5)治小儿虚泻方 2:蛇床子 12 克,艾叶 12 克,木鳖子 2 克。3 药混合制成细末,用醋调成糊,敷肚脐,并且加盖敷料,包扎固定。

(6)治小儿虚泻方 3:大蒜 20 克,捣成蒜泥,分别敷到双足心并黏固。

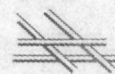

(7)治小儿虚泻方4:黄柏焙干6克,制成细末,每次1克,用米汤送服。

(8)治小儿消化不良性腹泻方:芫荽6克,制成细末,每次1克,用米汤送服。

2. 非药物疗法

(1)针刺脾俞、肾俞、足三里、章门等穴。

(2)特别要避开潮湿和寒凉。

(3)手掌轻贴左下腹,向肋缘虚推,不要用力压皮肤,推到肋缘再向右侧推,每次做20分钟,每日2次。

3. 现代医疗方法

(1)洛哌丁胺:5岁以上儿童每次服2毫克。

(2)柳氮磺吡啶,每日每千克体重60毫克,分3次口服。

(3)中度腹泻,加泼尼松,每日每千克体重1.5毫克,分4次口服。

4. 饮食与营养疗法

(1)增加营养,可以口服给生素类药,也可以从饮食中摄取。

(2)重点增加锌、镁及水的补充。

(3)有骨发育畸形,是缺钙与维生素D,要及时足量补充。

5. 禁忌与注意事项

(1)哺乳的妈妈不可吃寒凉类和辛辣食物。

(2)多带孩子到户外活动,避免孩子受寒凉。

四、小儿口腔炎

(一)疾病特点简介

小儿口腔炎可分为病毒感染与细菌感染两种,但细菌感染居多。两者有很多相似之处,细菌感染主要表现为口腔黏膜起水疱,水疱破后发生溃疡,在急性期有发热、拒食、流口水、颈淋巴结肿大,发生溃疡时,有疼痛、躁动和哭闹。病变可波及整个口腔,甚至唇部。

(二)治疗

1. 偏方、秘方、验方疗法

(1)角蒿(又叫羊角蒿)烧成灰,蘸菜子油,涂口腔病处,每日3次(《本草纲目》)。

(2)没食子(无食子)10份,冰片1份,研成细面,涂口腔溃疡面,每日3次。

(3)五倍子,研成细面,用煮过的棉或白布,蘸药面,涂口腔溃疡面,每日3次。

(4)生硫黄、生矾、硝石(火硝)各等量,混合研成细面,取药粉适量,用水和成面饼,敷在足心上(《本草纲目》)。

(5)治小儿口疮方1:鲜大青叶10克,鲜黄连6克,加水70毫升煎煮,煮剩40毫升时,滗出药汁,每次服6毫升,每日2次。

(6)治小儿口疮方2:生天南星(去尖去皮)12克,捣成药泥,分别敷到两足心上。

(7)治小儿口疮方3:栗子100克,用水煮烂,制成栗子酱,每次加糖喂1匙。

(8)治小儿口腔炎方:天南星6克,密陀僧6克,2药混合,制成细末,用醋调成糊,用筷头蘸药糊,点双眉心,每日3次。

2. 非药物疗法

(1)哺喂母乳的儿童,母亲应吃清淡偏凉的食品。

(2)哺乳母亲日常生活中不要生气、发火。

(3)针刺少商、尺泽、大椎、合谷、曲池穴。

3. 现代医疗方法

(1)如确诊为病毒感染,可用吗啉胍,每日每千克体重10克,分3次口服。

(2)细菌感染,可涂冰硼散或服磺胺等消炎药。

(3)每日用口腔消毒液漱口。

4. 营养与饮食疗法

(1)口服维生素 B_1、维生素 B_2、维生素 B_{12}、维生素 C 及铁制剂。这些营养对口腔炎都有直接与间接治疗作用。

(2)小儿如能进食,多吃乳制品、豆汁、各种蛋类,多喝凉开水。

5. 禁忌与注意事项

(1)哺乳母亲,忌吃一切带辣味的食物;少吃牛肉、羊肉、狗肉、鸡肉、鱼肉;不宜吃桃、杏、荔枝、桂圆等热性食物。

(2)避免生活环境过热。

五、风　疹

(一)疾病特点简介

由风疹病毒感染引起。风疹初期很像较轻的上呼吸道感染,出现低热、头痛、乏力、咳嗽、流涕、咽痛等症状,1~2日后开始出疹。多从面部开始出疹,疹子为淡红色斑疹或丘疹,小如针尖,部分融合成片,与麻疹相似,但是风疹色淡,麻疹色暗,风疹很轻,麻疹很重。初中期,在疹子融合成片时,又像猩红热,但是风疹之间常有健康皮肤。一般情况皮疹在3日后就自行消退了。痊愈后,无脱皮和色素沉着现象。

(二)治疗

1. 如果病重又迟迟不出疹,可以用些发散之类的中药。如用牡蒿(土柴胡、野蒲蒿、齐头蒿)120克,煮做菜汤喝,以促进出疹。预后良好。

2. 对于头痛、咳嗽、结膜炎,可以对症处理。

3. 必要时,可以试用干扰素。

第十一章 儿科常见病

4. 此病有一定传染性,应当隔离4～5日。
5. 饮食要清淡,但不得吃凉食与冷饮,避免着凉。
6. 给予高蛋白、高维生素流食,如奶、豆汁、鸡蛋等。
7. 最好卧床休息,既养病,又起到了隔离作用。

第十二章 妇科常见疾病

一、月经不调

(一)疾病特点简介

月经过多是指行经的量明显增多,可发生在产后,人工流产,置环和结扎之后;子宫肌瘤,子宫内膜异常也有出血问题。

(二)治疗

1. 偏方、验方、秘方疗法

(1)风轮草(断血流),每日 50 克(鲜草 120 克),加水适量,煮 15 分钟,滤出药水,当日分 3 次服,5 日为 1 个疗程(《中国中医秘方大全》)。

(2)鲜地黄 90 克,榨地黄汁,当日分 2 次服完(《本草纲目》)。

(3)鸡冠花和子,晒干,制成细面,每次 9 克,每日 2 次(《本草纲目》)。

(4)侧柏叶研成细末,每次 9 克,用酒煮 10 分钟,一起服下,每日 2 次(《本草纲目》)。

(5)甜瓜子,研成细末,每次 24 克,用水送服,每日 2 次(《本草纲目》)。

(6)阿胶 9 克,用热水溶化后,1 次服下,每日 2 次(《本草纲目》)。

(7)木耳炒黑,研成细面,每次 24 克,加头发灰 6 克,一起服下,每日 2 次(《本草纲目》)。

(8)治经血不调方:白芍 5 克,艾叶 6 克,香薷 6 克。3 药加水 150 毫升煎煮,煮剩 80 毫升时,滗出药汁,分 2 次,当日服完。

(9)治月经不调方 1:黄芩 60 克,用米醋浸湿后,再晒干;再浸湿,再晒干;再浸湿,再晒干,如此反复7次,制成细末,用水调和药末制成梧桐子大药粒,早晚各50粒,用温开水送服。

(10)治月经不调方2:炒木贼9克,加水150毫升煎煮,煮剩80毫升时,滗出药汁,分2次当日温服。

(11)破宿血增营养方:泽兰60克,制成细面,每次服4克,每日2次。

(12)治月经不调方3:熟地黄150克,当归60克,黄连30克。3药放在白酒500毫升中浸泡24小时,捞出焙干,研细末,用熟蜂蜜调和制成梧桐子大药粒,每次70粒,用温开水送服,每日2次。

(13)治月经不调方4:当归60克,制成细末,每次9克,加水100毫升,煮5分钟后,药末与药汁共分2次,当日服完。

(14)治月经不调方5:熟地黄60克,当归60克,黄连60克。药混合,制成细面,用水调和制成梧桐子大药粒,每次服50粒,1日2次。

(15)通经方1:白芥子60克,制成细末,每次服4克,每日2次。

(16)通经方2:茶6克,用热水浸泡后,放置室外接露水,次日,加砂糖少许,顿服。

2. 非药物疗法

(1)脾虚与肾虚:针刺关元、气海、三阴交穴(以补为主)。

(2)寒湿凝滞,针刺气海、紫宫、三阴交(以补法为主)。

(3)血热,针刺气海、血海、三阴交(以泻法为主)。

3. 现代医疗方法

(1)氨甲环酸(止血环酸,凝血酸),口服,每次0.25克,每日3～4次;静脉滴注,每次0.25克,每日2次。

(2)垂体后叶素,主要用于产后出血,每次5～10单位,肌内注射。

(3)维生素K_4口服,每次2～4毫克,每日2～3次。

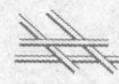

二、功能性闭经

(一)疾病特点简介

闭经原因很多,本章主要探讨下丘脑的功能失调引起的闭经。其属于常见的功能性闭经。由于下丘脑-垂体功能失调,导致3个月以上停经,被称为下丘脑的脑垂体功能失调性闭经。常由精神创伤引发,如情绪过度波动,环境较大的变化等因素,都可能诱发此病。其他因素如营养不良性疾病,消耗性疾病都可能引发闭经。

(二)治疗

1. 偏方、验方、秘方疗法

(1)生山楂30克,鸡内金(鸡胃内皮)6克,刘寄奴(六月霜)6克,加水用小火煮40分钟,滤出汁,早晚分2次(《中国中医秘方大全》)。

(2)生香附子研成末,每次6克,加水煮5分钟,药末与水一起服下。

(3)生香附、三棱、莪术各9克,加水小火煮40分钟,当日分2次服。

(4)香附末,用酒炒,每次6克,每日2次(《本草纲目》)。

(5)当归12克,红花6克,加水煎40分钟,饮药汁,每日2次(《本草纲目》)。

(6)丹参研细面,每次用温酒送服6克,每日2次(《本草纲目》)。

(7)川芎研细面,每次6克,用酒煮5分钟,药末与药汁一起饮服,每日2次(《本草纲目》)。

(8)生地黄细面,每次12克,用水煮5分钟,药末与药水同服,每日2次(《本草纲目》)。

(9)治闭经方:白蒺藜60克,当归60克,2药混合制成细面,每次4克,用米汤送服,每日2次。

(10)治妇女闭经方:牛蒡子200克,进行3蒸3晒,第三次晒干后,用白酒200毫升浸泡起来,3天后,每次饮药酒40毫升,每日2次。

(11)通经方:丝瓜(晒干)200克,制成细面,每次4克,用温酒送服。

(12)治月经失调方:炒蚕沙9克,制成细末,放入白酒90毫升中煮5分钟,分2次温服,当日服完。

2. 非药物疗法

(1)找出发病的诱因,如因为生气、忧虑、惊恐等因素引起的,可通过自我心理调节,改变心理状态,或求助心理医生帮助解决心理问题;若是由于经常蹚河、淋雨、坐卧潮湿地方而引起的闭经,就要改变这些习惯。有资料报道,1/3的闭经是由精神内伤引起的。

(2)针灸:①气血虚。针刺膈俞、脾俞、肾俞、肝俞、关元、气海、足三里等穴。②气血瘀滞。针刺中级、血海、三阴交、合谷、太冲、丰隆等穴。

(3)如果是因寒引起的闭经,可以用逐寒意念法治疗,其做法如下:

在每天早晨5点以前醒来时,便在床上做功。全身一定放松,或躺或坐,姿势自选。关键是一定要守住小腹内,守3分钟,思想跑了再找回来,要守住。在这3分钟内,把呼吸调匀,把意识调到什么也不想的程度,一心做功,之后心想小腹内有一个红火球,缓缓地在小腹内,水平式地旋转,左旋转与右旋转交替进行。每早晨做30~60分钟,最短60日,最长4个月,小腹会由凉变热。如果感到小腹整天温暖,病就好了。病好了就停止做功。

3. 现代医疗方法

病因治疗:因为上节育环引发者,就把节育环取出来。如果因肿物引起的,就把它切除去;因炎症引起的就用抗生素。

4. 营养与饮食疗法

(1)长期营养不良,慢性消耗性疾病,或因身体需要营养而未能及时获得等因素,都可能使内分泌失调而导致闭经。因此,由于营养不良引起的闭经,一要调好胃肠,增加胃肠吸收功能。二要增加相关的饮食营养,如维生素 A、维生素 B_1、维生素 C、维生素 E、锌等,对此病的治疗都有一定辅助作用。可以直接口服这些药。也可以多吃鱼、肉、蛋、奶、蔬菜。

(2)因为寒病而引起的闭经,要吃温性食物,如鸡肉、狗肉、羊肉、牛肉、鱼肉、荔枝、扁豆、白面、早稻;也可以适当吃点辣味食物。

5. 禁忌与注意事项

(1)因寒发病

①忌吃一切寒凉性饮食,如冰制品、冰箱藏品,不吃西瓜、鲜枣、梨、香蕉、黄瓜、芹菜等物。

②每次饭前不许喝凉水,不吃凉饭,每次出汗,不宜用凉水洗澡,不要蹚河,出汗后,衣服应换干爽的。

③出汗后,不可到大树下乘凉,不宜在对流风下停留;被冷雨淋湿及时换衣服,或喝点姜汤;夏天不准坐草地,不要坐卧地面上。

(2)忌生气和忧愁。

三、更年期综合征

(一)疾病特点简介

妇女进入 46 岁之后,都陆续进入更年期,在停经的过程中,就会出现内分泌紊乱,并伴随产生一系列症候群,被叫做更年期综合征。月经开始紊乱,表现为月经过多,或过少,间隔过短,或过频。其他症状如多汗、心慌、失眠、眩晕、忧郁、易激动、急躁易怒、性欲减退、注意力不集中、健忘、皮肤瘙痒、皮肤弹力下降、乳房萎缩松

第十二章 妇科常见疾病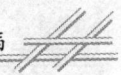

弛等。

(二)治疗

1. 偏方、验方、秘方疗法

(1)如果有手足心热、怕热、烦躁、面红等症状,可用六味地黄丸、杞菊地黄丸,中药如麦门冬、天门冬、石斛、百合、玉竹、白芍、黄精、芝麻、冬青、龟版、鳖甲等。可以单味用,也可以几味合用。

(2)若是怕冷,腰腿酸软,容易疲劳,喜卧,好出虚汗,心率不足60次等,可以用中成药金匮肾气丸,或用中药如蛤蚧、冬虫夏草、肉苁蓉、巴戟天、淫羊藿、菟丝子、杜仲、补骨脂、骨碎补等。可以单独用,也可以几味合用。

2. 非药物疗法

(1)增加体育锻炼,如每天早晚各散步1小时左右,或做其他等量运动。

(2)培养1~2种以上的娱乐爱好,并且天天活动。

(3)把工作安排得科学一点,既不断地工作,又不要过累。

(4)每天睡前做30分钟以上的室外散步,平心静气,心无杂念,脚步愈轻愈无声愈好,全身愈放松愈好。

3. 现代医疗方法

(1)症状轻,不需要治疗,从生活、工作、娱乐、社交方面调整一下即可。

(2)有头痛,可以用止痛药;有失眠,也可以用助眠类药物,如地西泮,口服,每次2.5~5毫克。可以适当服谷维素,每日30~40毫克。

(3)激素疗法,应当在医生指导下用药。

4. 营养与饮食疗法

(1)要供给足够量的蛋白质,补充相应的维生素和微量元素,如维生素B_1、维生素B_6、烟酸、钙、锌等。可以口服也可以从饮食中获得。

(2)有手足心发热、怕热、烦躁症状,可以多吃木耳、豆制品、乳制品、小米、荞麦、小麦、鳖肉、鸭肉、兔肉等。

(3)有手脚发凉、怕冷、怕风、虚汗多、软弱等症状,应当多吃牛、羊、鸡、狗肉等。其次要多吃白面、早大米、玉米等。

5. 禁忌与注意事项

(1)在46岁以后,一旦发生一般所说的神经官能症,或自主神经功能紊乱,月经紊乱,首先要想到是女性更年期综合征,有条件时应到医院就诊。

(2)在此期间,必须调整好精神意识,要清心寡欲,淡泊名利。

四、外阴及阴道炎

(一)疾病特点简介

外阴及阴道炎,包括非特异性外阴炎、前庭大腺肿胀、滴虫病、真菌感染、细菌感染及老年性阴道炎。由于感染的微生物不同,症状也不完全相同。共同症状主要有,灼痛、痒痛,痛痒严重时,坐卧不宁,并有红肿热痛。滴虫病,白带多为黄色稀薄的泡沫状,有臭味;真菌感染,白带为白色或灰白色,呈稠厚的豆腐渣样。

(二)治疗

1. 偏方、验方、秘方疗法

(1)白垩(白土子)12克,白蔹12克,加水用小火煮30分钟。滤出药汁,分2次当日服完。治细菌感染性阴道炎(《本草纲目》)。

(2)蛇床子150克,加水1 000毫升,煮剩600毫升,用滤出的药汁,洗病处,早晚各1次(《本草纲目》)。

(3)把盐炒黄装在干净的布袋里,热敷病处,早晚各1次。治细菌感染性阴道炎(《本草纲目》)。

第十二章 妇科常见疾病

(4)鲤鱼骨、桃仁各等量,放在香油中点燃熏病处,早晚各1次。用于治疗老年性阴道炎(《本草纲目》)。

(5)泽兰煮水,洗病处,每日1次。治细菌性阴道炎(《本草纲目》)。

(6)白鲜皮(八股牛)煮水,洗病处,每日1次,治真菌性阴道炎。

(7)治妇人阴痒方1:蛇床子6克,白矾12克,2药加水300毫升煎煮,煮剩150毫升时,滗出药汁,用此药汁洗患处,每日2次。

(8)治妇女阴痒方2:鲜小蓟(刺儿菜)200克,加水1 000毫升煎煮8分钟,滗出药汁。每天用此药汁洗患处。

(9)治妇女阴道炎方:牛膝12克,放入酒150毫升中煎煮,煮剩80毫升时,滗出药酒,分2次当日服完。

2. 非药物疗法

(1)天天用中性洗涤液洗病处。

(2)每次小便,都要多坐(或蹲)一会儿。

3. 现代医疗方法

(1)非细菌性阴道炎,主要表现为病处黏膜及皮肤瘙痒、疼痛、灼热感,治疗可用洁尔阴洗液坐浴。

(2)前庭大腺脓肿,用青霉素治疗。青霉素G每次80万单位,肌内注射,每日2次。

(3)滴虫性阴道炎,可有尿频、尿急、尿痛及稀薄泡沫性白带增多。可用甲硝唑(灭滴灵)治疗。每次200毫克,每日2次,7日为1个疗程。

(4)真菌性阴道炎,多见于糖尿病、妊娠及长期用抗生素者。其他原因还有胖人穿瘦裤等,主要症状有,外阴瘙痒、烧灼痛等。可伴有尿频、尿急、尿痛、性交痛。治疗首先要消除诱因,同时用克霉唑栓或片剂,每晚1栓,连用7日为1个疗程。

(5)细菌感染,主要特点有分泌物增多,有腥臭味,可伴有轻度瘙痒和灼热感。治疗可用甲硝唑,每次服 0.2～0.4 克,每日 3 次,7 日为 1 个疗程。

(6)老年性阴道炎,主要症状为外阴瘙痒,灼热感,分泌物稀薄,为淡黄色。治疗首选甲硝唑,每晚 1 栓(或片)。7～10 日为 1 个疗程。

4. 营养与饮食疗法

(1)补充维生素 A,有防治此病作用,各种动物肝中含有较多的维生素 A。

(2)肌醇,对此病有辅助治疗作用。

5. 禁忌与注意事项

(1)养成性生活的良好卫生习惯。

(2)洗涤病处,要用中性或偏酸性洗涤用品。

(3)内衣常换,经常消毒,衣裤不要太紧。

五、乳 痈(乳腺炎)

(一)疾病特点简介

乳腺炎多在分娩之后发生。主要症状为,乳房急剧肿胀、发红和疼痛,甚至破溃,伴有高热,系细菌感染所致。最初仅仅是乳汁不畅通,乳房红肿,或有肿块,有明显压痛,开始发热;继续发展下去,肿块增大、变硬、更红、跳痛和更明显的压痛,腋下淋巴结肿大,高热;如果仍得不到控制,就进入脓肿期,炎症集聚,内有脓汁,触摸有波动感,或自行破溃、脓液流出。

(二)治疗

1. 偏方、验方、秘方疗法

(1)全麦面粉 250～500 克,炒黄,用醋和成糊状,凉敷在病乳房上,包扎固定好,有较好的效果。

第十二章　妇科常见疾病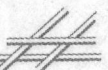

（2）蒲公英500克,紫花地丁500克（都指新鲜的）混合捣烂,稍加食盐,加水250毫升,搅匀,敷在乳痈上。同时用鲜蒲公英与地丁各180克,加水500毫升煮10分钟,连水带菜一起服下,每日2次。不好吃可以加食盐与油,但是不可加辣味调料。主治尚未化脓阶段的乳痈。

（3）麦麸子磨面过罗煎熬成膏,《万表积善堂》称其为"乌龙膏",治一切痈肿、发背。对初发未溃者,取效更好。愈是陈年小麦、效果愈好。

或将麦麸子炒成黄黑色、研细末,用陈米醋调后,用慢火熬,熬成黑漆膏状,摊在牛皮纸上,敷在乳痈上,痛肿自消（《本草纲目》）。

（4）柳树根皮,500~1 000克,捣烂成膏。再用锅炒热。趁热（60℃~70℃）敷在痈上。乳痈"一夜即消"（《本草纲目》）。

（5）桦树皮,烧至外焦内黄时,研成细面,用酒每次送服30克,每日2次,溃烂者用（《沈存中灵苑方》）。

（6）新鲜龙舌草（卤地菊）、新鲜金银花各等份,捣成糊,再用小米饭米汤调和成糊,敷在乳痈上（《本草纲目》）。

（7）大黄、黄连各等份,加适量小米粥捣成糊,外敷（《本草纲目》）。

（8）端午节前后,太阳未出来前,去挖独根的白头翁,捣成糊外敷及煮水服,有很好的疗效。

（9）治乳腺炎方:远志300克,制成细末,每次5克,用米酒送服,每日2次。另取200克细末,用白酒调成糊外敷。

（10）治乳痈初起方1:白芷30克,制成细面,每次4克,用温酒送服,每日2次。

（11）治乳痈初起方2:扁竹根（晒干）60克,萱草根（晒干）60克,混合制成细面,用熟蜂蜜150毫升调和制成药膏,外敷病乳,加盖敷料,包扎固定。

（12）治乳痈方1:鲜益母草全株300克,捣成药泥,外敷在病乳上,加盖敷料及固定。

(13)治乳痈方2:鲜马鞭草150克,捣烂榨汁,顿服;药渣外敷在病乳上。

(14)治乳痈方3:生石膏用火烧透,制成细面,每次12克,用米酒送服后,仍然继续饮酒,直至小醉。睡前再服1次。

(15)治乳痈方4:黄芪30克,加水180毫升煎煮,煮剩90毫升时,滗出药汁,分2次,当日服完。

(16)治乳痈方5:甘草60克,大黄60克,混合制成细面,将2药面,放入白酒200毫升中煎熬,直至把药熬成药膏,外敷乳痈上,加盖敷料并包扎固定。

2. 非药物疗法

(1)哺乳期,要禁止用病乳房喂孩子。

(2)奶汁要及时挤出,初期可用吸乳器吸出倒掉,以改善血液循环。

3. 现代医疗方法

(1)青霉素480万~800万单位,每天分2次静脉滴注。

(2)同时服解毒与化毒类中成药。

(3)抗菌药。如阿莫西林,每次1克,每日4次,口服。

(4)静脉滴注维生素C,每日1次。

(5)乳腺炎已经有波动了,就要切开排脓。

4. 营养与饮食疗法

(1)一切饮食都必须是偏寒凉之类,如小米、荞麦、菠菜、芹菜、木耳、茄子、豆制品、绿豆、猪肉、兔肉、鸭肉等。绿豆与生大豆,本身就有治痈的作用。

(2)对于久不收口者,更应加强营养。

(3)维生素B_5、维生素C、维生素E、胱氨酸等营养都有直接或间接的抗炎作用。

5. 禁忌与注意事项

(1)忌吃一切辛辣的食物和热性食物,如牛肉、羊肉、鸡肉、狗肉、鱼肉、桃、杏、荔枝及烧烤和油炸食物。

(2)不要挤压。

(3)大便必须保持偏稀,必要时,可以服泻药。

六、奶水不足或无奶水

(一)疾病特点简介

在产后,如果奶汁很少,或者根本无奶,多在产后2天或2周之间发生。在正常情况下,12小时以内就应当有奶汁分泌。无奶或缺奶的主要原因有:乳腺发育不良,内分泌失调,产妇体质不好,营养不良,精神受刺激等。

(二)治疗

1. 验方、偏方、秘方疗法

(1)喝赤小豆粥。

(2)母猪蹄150克,通草5克,放在一起炖熟烂,喝汤吃肉,1日吃完(《本草纲目》)。

(3)穿山甲炮后,研成细面,每次服6克,每日2次,名叫"涌泉散"(《本草纲目》)。

(4)牛鼻子每次50～100克,熬肉汤,吃肉喝汤(《本草纲目》)。

(5)王不留行研成细粉,每次9克,用温酒送下,每日2～3次(《本草纲目》)。

(6)鲤鱼烧成焦炭,研成细面,每次服9克,每日2次(《本草纲目》)。

(7)鲍鱼汁、豌豆、贝母、香菜、细辛等,都有催奶作用。

(8)治乳汁不足方1:知母30克,贝母30克,牡蛎30克。3药混合,制成细末,每次服4克,用炖牛蹄汤送服,每日2次。

(9)治乳汁不足方2:炒葵子30克,砂仁30克,混合制成细

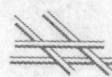

面,每次4克,1日2次。

(10)治乳汁不下方:漏芦70克,蛇蜕10条,炒瓜蒌80克。3药混合制成细面,每次4克,温酒送服,1日2次。

(11)下乳方:丝瓜络200克,用火烧至外焦里黄时,制成细面,每次服5克,1日2次。

2.非药物疗法

(1)补气通乳法,针刺膻中、乳根、脾俞、足三里、少泽等穴,用提插捻转法补泻兼用。

(2)舒肝下奶法,针刺膻中、乳根、少泽、内关、太冲等穴,用捻转泻法。

(3)直接轻缓地揉乳房,每次20分钟。

(4)充足休息,调好精神状态。

3.营养与饮食疗法

(1)宜高蛋白、高维生素、高锌、铁饮食。

(2)因生气引起的停奶,可用小麦米煮粥(用甘草浸出的水),再加十几个大枣。

(3)鲤鱼、鲫鱼、鲍鱼等都有催奶作用。

4.禁忌与注意事项

(1)保持精神愉快,哺乳期绝不可生气。

(2)有全身怕热,手足心热等现象,一般不得吃辣味食品。

七、痛 经

(一)疾病特点简介

痛经是指在月经期间出现的腹痛、坠胀、腰酸或其他不适,以致影响生活与工作,并需要医治。痛经,可分为原发性与继发性两种。从自疗角度,我们主要探讨原发性痛经的治疗。

痛经的主要特征有:腹痛大约从月经一开始就发生了,一般持续 2～3 日可自行消失。较重者,可伴有恶心、呕吐及出虚汗。

(二)治疗

1. 偏方、验方、秘方疗法

(1)当归、熟地黄各等量,研为细末,用熬熟的热蜂蜜,把药面调和成软面状,再做成龙眼核大的蜜丸,每次 1 丸,每日 2 次(《本草纲目》)。

(2)把丹参晒干,研成细面,用熟热蜜做成龙眼核大的蜜丸,每次 1 丸,每日 2 次,用温酒服下(《本草纲目》)。

(3)治疗妇女因受寒引起的痛经,把白芍研成细面,每次 9 克,加酒 60 毫升,煮沸 3 分钟,酒与药同服,每日 2 次(《本草纲目》)。

(4)蒲黄,研成细面,每次 6 克,用酒服下,每日 2 次(《本草纲目》)。

(5)凤仙花,研成细面,每次 6 克,用米酒送服,每日 2 次(《本草纲目》)。

(6)山楂(去核)25 克,向日葵子仁 12 克,混合研成细面,用酒服下,每日 2 次(《中国中医秘方大全》)。

2. 非药物疗法

(1)血瘀气滞型:针刺气海、合谷、三阴交、太冲穴(以泻法为主)。

(2)寒湿凝滞型:针刺中极、水道、命门、阴陵泉穴(以补为主)。

(3)气血亏虚型:针刺气海、肾俞、关元、足三里穴(以补为主)。

(4)调节好精神状态,加强身体锻炼。

3. 现代医疗方法

(1)镇痛解痉,①阿托品,0.5 毫克,肌内注射。②氟灭酸,0.2 克,口服,每日 3 次。

(2)性激素治疗,用黄体酮 10 毫克,每晚 1 次服下,共服 5 日,于经净后第五日开始服药。

(3)妇康片,从经净后第五天开始服药,每日1片,连服22日。下1个疗程,仍然从经净后第五天开始用药。

4. 营养与饮食疗法

(1)对于体质虚弱者,需要从饮食中补充营养。

(2)如果感到寒气盛,可以多吃鸡肉、狗肉、牛肉、羊肉。

5. 禁忌与注意事项

(1)经期应注意卫生与保暖,月经期间不要蹚河,不要洗凉水澡,不要被雨淋着,不要过劳,不可吃冰制品,不可吃冰箱藏品。临产期要特别避免着凉。

(2)避免精神受刺激。

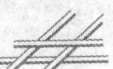

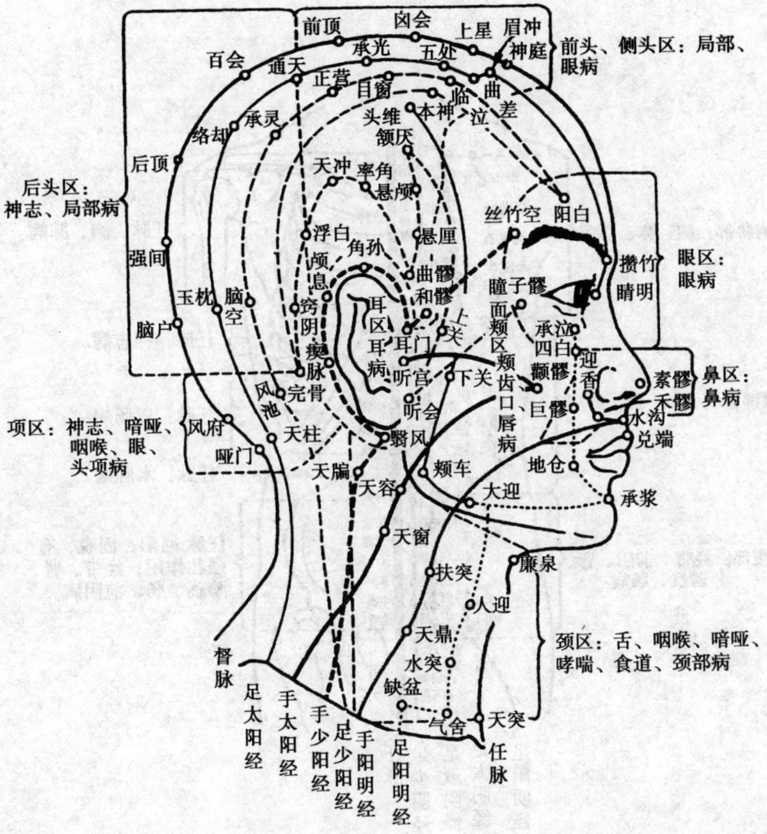
前顶
囟会
上星
眉冲
神庭
前头、侧头区：局部、眼病
百会
通天
承光
五处
正营
目窗
临泣
曲差
络却
承灵
头维
本神
颔厌
后顶
后头区：神志、局部病
天冲
率角
悬颅
丝竹空
阳白
浮白
角孙
悬厘
攒竹
眼区：眼病
强间
颅息
曲鬓
瞳子髎
睛明
和髎
玉枕
脑空
窍阴
耳区耳病
面颊区
上关
承泣
脑户
瘈脉
耳门
四白
颧髎
迎香
颊齿口唇病
素髎
鼻区：鼻病
听宫
下关
禾髎
风池
完骨
巨髎
听会
水沟
项区：神志、喑哑、咽喉、眼、头项病
风府
天柱
翳风
兑端
哑门
天牖
颊车
地仓
天容
大迎
承浆
天窗
廉泉
扶突
人迎
天鼎
颈区：舌、咽喉、喑哑、哮喘、食道、颈部病
水突
督脉
缺盆
足太阳经
手太阳经
手少阳经
足少阳经
手阳明经
足阳明经
气舍
天突
任脉

图 1　头面颈部

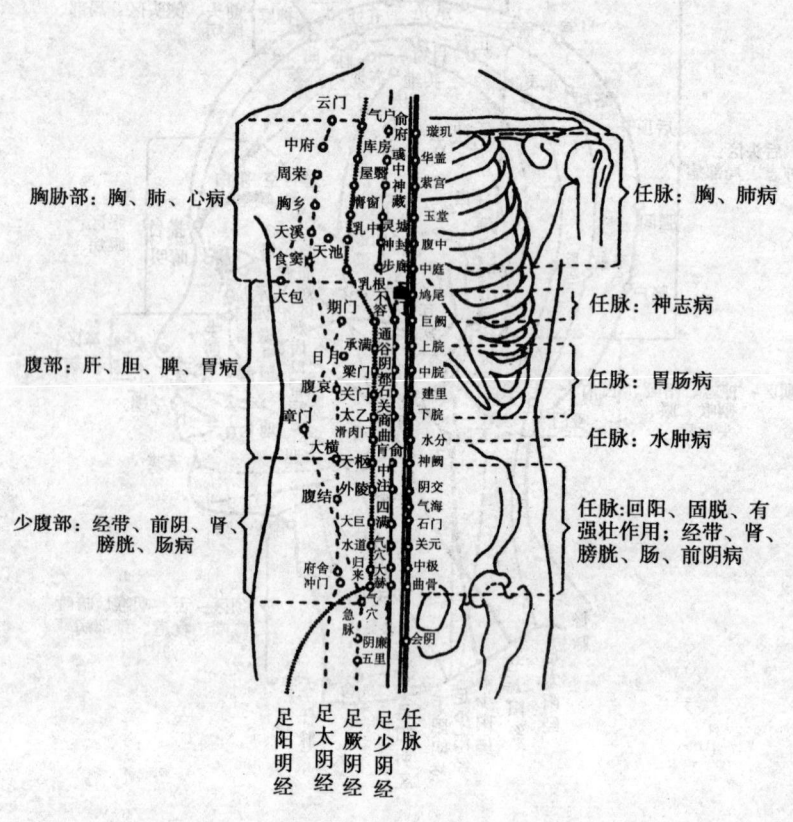

图 2 胸膺胁腹部

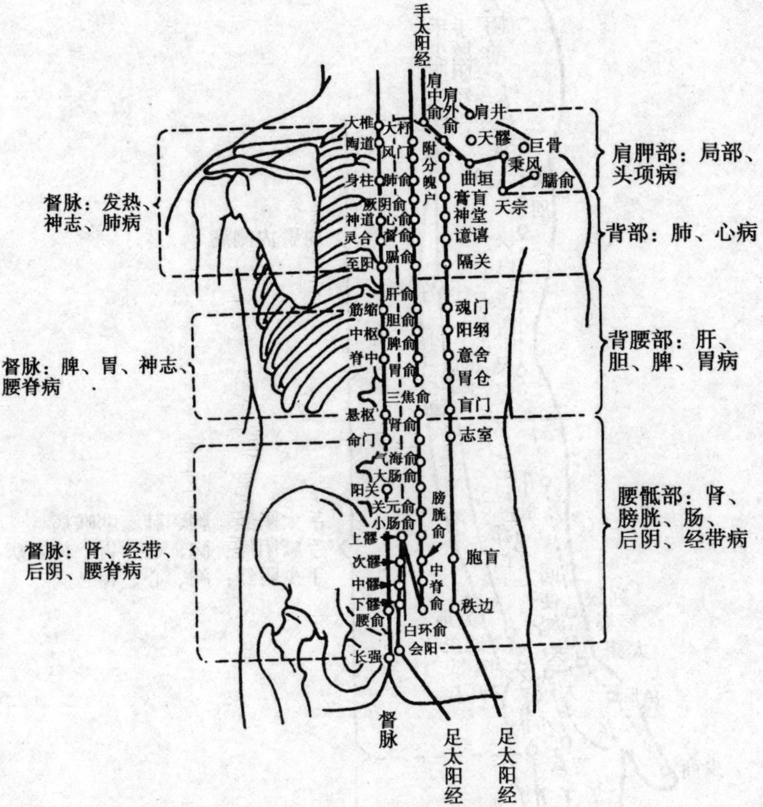

附针灸穴位图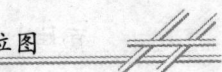

图3 十四经腧穴主治分部示意图(续)

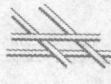

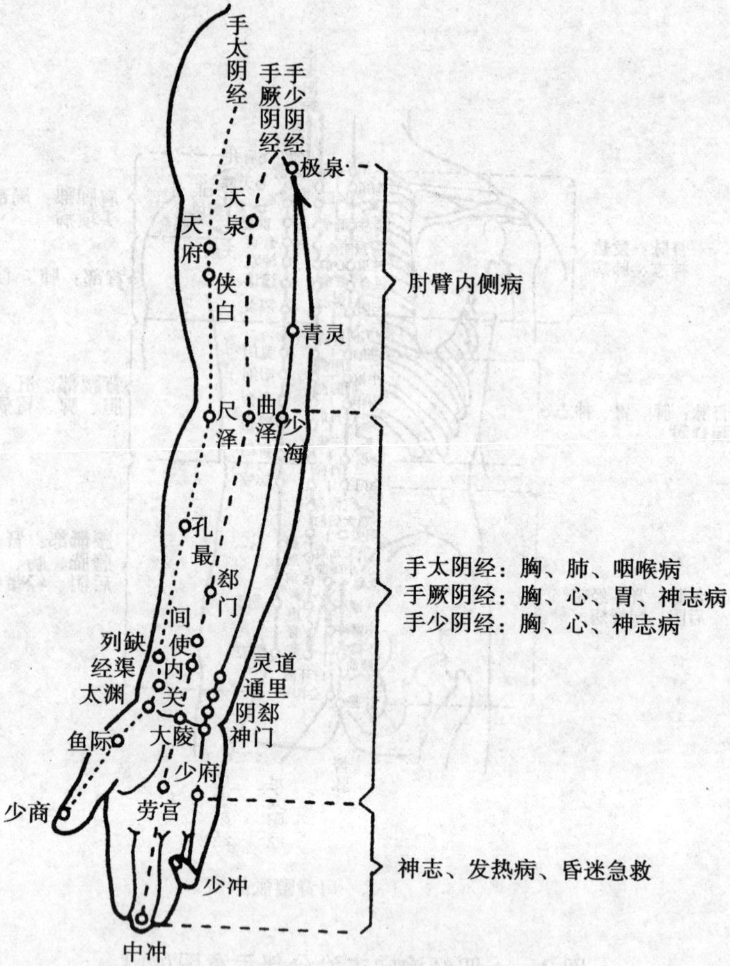
手太阴经
手厥阴经
手少阴经
极泉
天泉
天府
侠白
青灵
肘臂内侧病
尺泽
曲泽
少海
孔最
郄门
间使
内关
列缺
经渠
太渊
鱼际
大陵
灵道
通里
阴郄
神门
少府
劳宫
少商
少冲
中冲
手太阴经：胸、肺、咽喉病
手厥阴经：胸、心、胃、神志病
手少阴经：胸、心、神志病
神志、发热病、昏迷急救

图 4　上肢内侧部

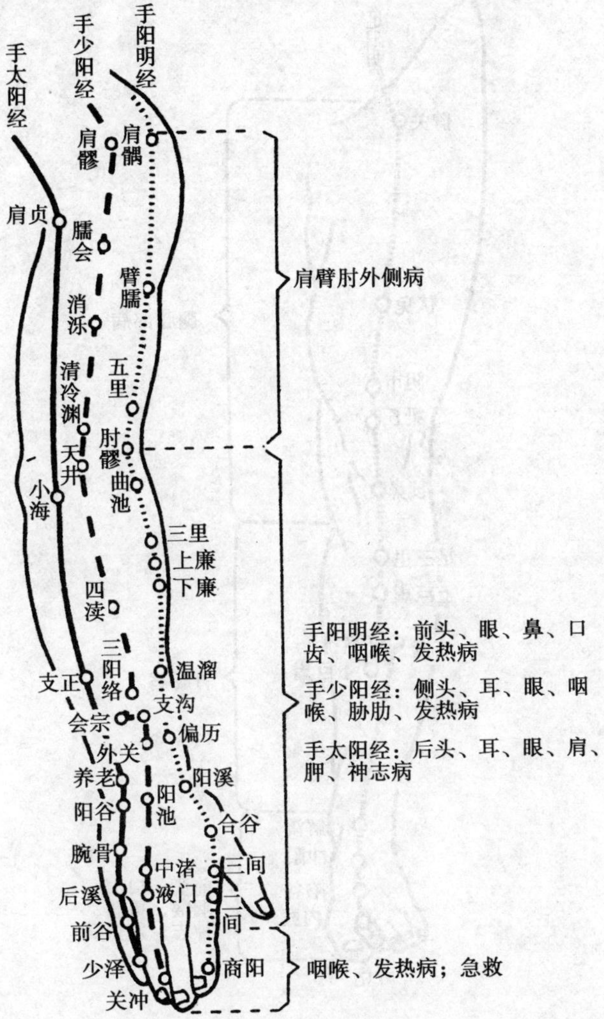
手太阳经
手少阳经
手阳明经
肩髎
肩髃
肩贞
臑会
臂臑
消泺
清冷渊
五里
肘髎
天井
曲池
小海
三里
上廉
下廉
四渎
三阳络
温溜
支正
支沟
会宗
偏历
外关
养老
阳溪
阳谷
阳池
合谷
腕骨
中渚
三间
后溪
液门
二间
前谷
少泽
商阳
关冲
肩臂肘外侧病
手阳明经：前头、眼、鼻、口齿、咽喉、发热病
手少阳经：侧头、耳、眼、咽喉、胁肋、发热病
手太阳经：后头、耳、眼、肩、胛、神志病
咽喉、发热病；急救

图 5　上肢外侧部

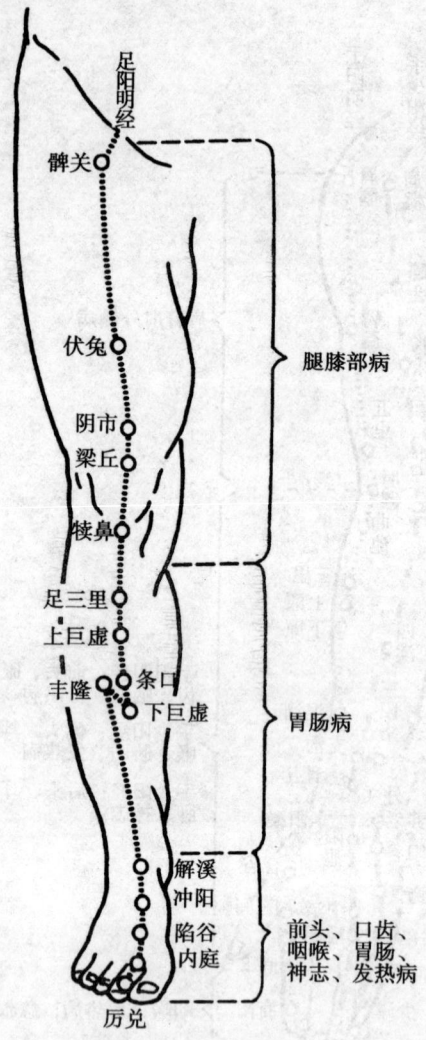

图6 下肢前面部

附针灸穴位图

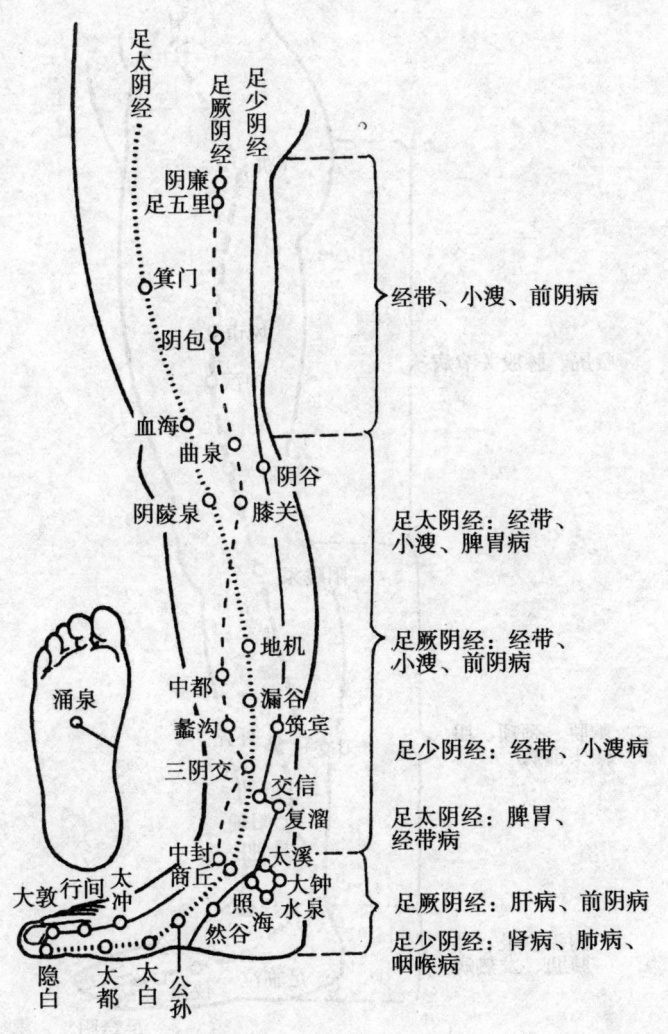

图7 下肢内侧部

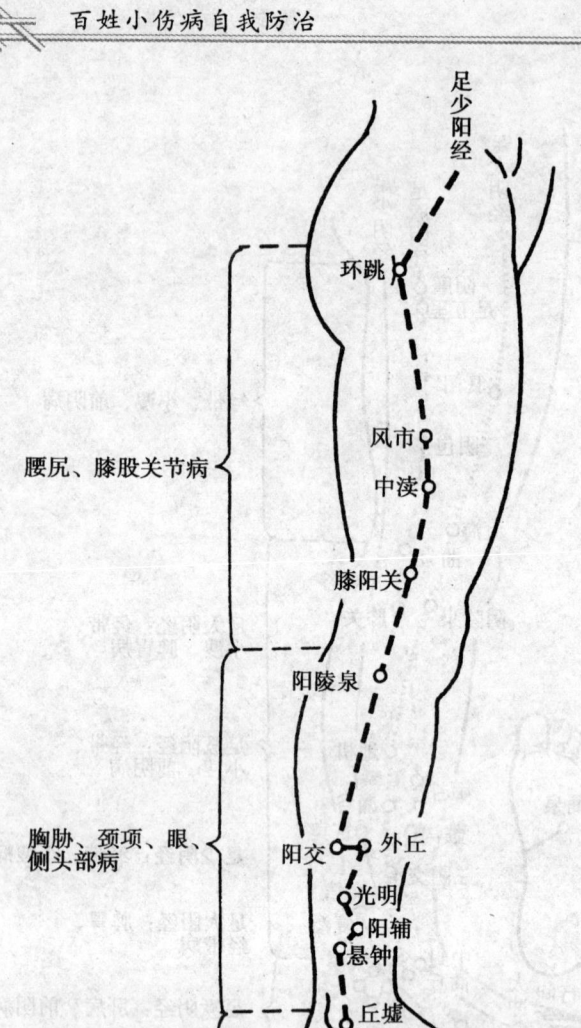

图 8　下肢外侧部